U0248126

教育部人文社会科学研究规划基金项目资助

项目编号：13YJA630027

中国社科研究文库

CHINESE SOCIAL SCIENCE RESEARCH LIBRARY

"健康驱动型"服务模式研究

——以社区卫生机构为视角

韩 颖 著

中国社会出版社

国家一级出版社·全国百佳图书出版单位

图书在版编目（CIP）数据

"健康驱动型"服务模式研究：以社区卫生机构为视角 / 韩颖著 . -- 北京：中国社会出版社，2021.7
ISBN 978 - 7 - 5087 - 6576 - 1

Ⅰ.①健… Ⅱ.①韩… Ⅲ.①社区服务—卫生服务—研究—中国 Ⅳ.①R197.1

中国版本图书馆 CIP 数据核字（2021）第 124882 号

书　　名："健康驱动型"服务模式研究——以社区卫生机构为视角
著　　者：韩　颖

出 版 人：浦善新
终 审 人：尤永弘
责任编辑：陈贵红

出版发行：中国社会出版社　　　　　邮政编码：100032
通联方式：北京市西城区二龙路甲 33 号
电　　话：编辑部：（010）58124828
　　　　　邮购部：（010）58124848
　　　　　销售部：（010）58124845
　　　　　传　真：（010）58124856
网　　址：shcbs. mca. gov. cn
经　　销：各地新华书店

印刷装订：三河市华东印刷有限公司
开　　本：170mm×240mm　1/16
印　　张：13.5
字　　数：149 千字
版　　次：2021 年 7 月第 1 版
印　　次：2021 年 7 月第 1 次印刷
定　　价：85.00 元

中国社会出版社天猫旗舰店

中国社会出版社微信公众号

前　言

　　2013 年，有幸获得教育部人文社会科学研究基金规划项目的资助，利用 5—6 年的时间，探索多年来萦绕在脑海中的健康中国梦及其实现策略与途径。

　　研究课题的提出是基于长久以来我国广大人民群众不断增长的健康服务需要和卫生资源相对短缺之间的根本性矛盾，而萌发的关于问题解决的深层探索。随着全球疾病谱的转变，面对慢性非传染性疾病井喷式的暴发，过去以急性病防治为主建立的医疗卫生服务体系和运作机制，难以应对慢性非传染性疾病的负面影响。过去几十年来，我国卫生事业投入水平不断增加，而广大人民群众不断增长的卫生服务需要与卫生资源短缺之间的根本性矛盾依然需要进一步缓解。尤其是随着我国覆盖全民的医疗保险制度建立之后，为保障医疗卫生事业的投入和发展，建立了制度性保障机制。越是如此，我们越是迫切需要探索一种高效的卫生资源配置和利用方式，否则如果将资金投入不合理的卫生资源配置机制和低效的卫生资源利用体制下，不仅不能有效维护广大人民群众健康，反而会促进形成吞噬新增医疗卫生资源的巨大黑洞，这是我国医疗卫生体制改革需要注意的重大问题。

基于现阶段我国医疗卫生工作面临的主要问题和健康中国建设战略规划，我国人口平均期望寿命逐渐增加，广大人民群众对医疗卫生系统保护健康价值的追求迅速超越了单纯疾病治疗的价值，全方位地维护和促进健康是未来医疗卫生系统和社会医疗保险制度的发展方向。但是，从医疗卫生服务系统的运作机制来讲，尚存在许多难以克服的转型障碍。

本书从医疗卫生服务的需方、供方和第三方，利用健康生态学模型，系统探讨了健康驱动型服务模式转型的关键制约因素，利用规范研究和实证研究相结合的方式，论证健康驱动型服务模式转型的关键问题，为我国健康中国战略规划的实施提供理论依据。

从系统论角度得出的主要研究成果和研究结论涉及以下几方面：

第一，从健康服务需方，即居民健康服务需求者角度来研究，健康的维护是一个具有连续性的系统工程，每个人的一生任何阶段都需要健康，而且个体健康与个人行为生活方式、与社会和自然环境、与生物遗传因素，以及与医疗卫生服务提供措施等均有或多或少的不同程度的联系。

第二，从健康服务供方，即健康服务提供者角度进行研究。以全科医学理论为指导的全科医生是实现广大居民以健康为中心的服务模式转型的"骨干力量"。广大人民群众的健康维护，需要从系统论的角度研究全科医生以健康为中心的服务模式。在这个过程中项目研究重点围绕全科医生的供给、培养模式、服务方式、激励机制和服务效果等进行了深入研究。其中，关于全科医生岗位胜任力指标体系的规范研究和实证研究成果，获得了2017年第七届钱学森城市学——"城市卫生学"金奖提名奖。

第三，从健康服务费用支付方，即社会医疗保险的角度进行研究。在大健康和大卫生理论指导下，利用大数据广泛构建激励与约束相融的医疗保险治理机制，促进参保居民、医疗卫生机构以及全社会协同发挥健康维护和健康促进的作用，提出建立有助于基层医疗卫生机构发挥健康守门人作用的管理评价机制。

第四，利用系统理论，以中国山西"看得见的希望"项目评估为契机，以系统化、网络化运作机制的视角，对中国山西"看得见的希望"项目进行评估和评价，突出项目设计的理念和独特的系统化运行机制，得到预防、治疗相结合的网络化运作机制可以实现以儿童眼健康为中心的服务效果，该研究结果作为评估报告获得中国山西"看得见的希望"项目组采纳和使用。

第五，"健康驱动型"服务模式转型机制总结分析。实现健康驱动型服务模式转型的机制和目前存在的不足。

值此研究项目完成之际，感谢全体课题组成员的努力，感谢我的导师郑建中教授多年来高屋建瓴式的思想启迪，感谢我与郑建中教授合作培养的第一届硕士研究生王晶同学，在全科医生岗位胜任力研究中的突出表现。感谢我的研究生陈侠李、张琳同学在医疗保险大数据模型研究中贡献的智慧，感谢陈彤、张琳、李相蓉同学在数据收集、整理和论文发表过程中付出的极大辛苦。感谢山西省原平市南城区社区卫生服务中心贾平平主任在全科医生签约服务评价中的帮助，感谢山西省太原市杏花岭区坝陵桥社区卫生服务中心在数据收集过程中提供的帮助，感谢山西省眼科医院杨彩珍主任、曾建林主任、中国山西"看得见的希望"项目经理官春红女士的大力支持。感谢项目组团队成员的支持与帮助，向你们的真诚帮助和认真、专业的精神致以崇高的敬意！

目 录
CONTENTS

第一章

"健康驱动型"服务模式转型机制研究的背景

党的十八大以来,以习近平同志为核心的党中央将"健康"视为人民的立身之本、民族的立国之基,把维护人民健康作为党和国家治国理政的基本要务,提出了"人民身体健康是全面建成小康社会的重要内涵""没有全民健康,就没有全面小康"等重要论断。2015年10月,党的十八届五中全会明确提出推进健康中国建设任务。2016年8月,习近平总书记在21世纪以来第一次全国卫生与健康大会上发表重要讲话,10月,中共中央、国务院印发并实施《"健康中国2030"规划纲要》,标志着健康中国建设理论的成熟和基本方向的明确。2017年10月,党的十九大报告明确提出了"实施健康中国战略",强调"人民健康是民族昌盛和国家富强的重要标志",标志着健康中国战略成为国之大计。

健康中国是通过全民健康决胜全面小康的基本策略,以维护全人群、全生命周期健康为目标,把人民健康放在优先发展的战略地位,树立大卫生、大健康观念,以基层为重点,以改革创新为动力,预防为主，中西医并重，把健康融入所有政策，人民共建共享，体现了社会发展新理念和新要求，具有鲜明的时代特征，标志着健康中国建设内涵顶层设计的完善。

　　社会医疗保险背景下社区卫生机构"健康驱动型"服务模式转型机制的研究，正好契合了我国健康中国发展战略的需要。课题组成员饱含热情，结合我国医疗卫生事业发展现况，进行了系统化的，深入、细致的研究探索。在新的历史时期，为建设健康中国、实现中国梦，我们以本课题特有的"系统化"视角，对社区卫生服务机构健康驱动性服务因素进行深入研究，以理论与实践相结合的方式，探索建设健康中国、实现中国梦的有效路径，在建设健康中国的道路上，贡献着课题组成员和团队的集体智慧与力量。

第一节　面向健康的时代

　　健康对于医学来讲，是比疾病更积极的概念。随着人类疾病谱的转变、预防医学的发展，人们对健康概念的理解和关注越来越深入。特别是 20 世纪 80 年代以后，随着康复医学、保健医学的兴起和医学发展的社会化趋势，健康的社会价值及其影响也越来越受到社会的重视。20 世纪 60 年代，苏联卫生部部长彼得洛夫斯基就曾经说过，"医学在下一个世纪将是面向健康的时代。"进入 21 世纪，一个真正的"以健康为中心"的发展时代呼之欲出。在中华民族发展的伟大历史机遇期，习近平总书记不失时机地提出以健康为中心的发展战略和健康中国建设战略，引领我国进入一个以人为本、面向健康的新时代。

一、健康概念的发展、演变与启示

（一）传统健康观

在疾病盛行的年代，没有明显的疼痛与不适即是人们理想的健康状态。无病即健康，健康即无病，是长久以来秉承的健康观念。随着农业文明的积淀和工业革命的发展，人类寿命得到明显延长，心理幸福体验和适应社会、参与社会的活力所体现出来的生活质量日益受到人们的重视，于是"无病即健康"的传统健康观得以动摇。

（二）新的健康观

一些医学书籍和《辞海》对健康的解释，基本可以概括为：健康是人体各器官系统发育良好、功能正常、体质健壮、精力充沛并具有良好劳动效能的状态。可见，健康被赋予了能够良好生存和有效劳动的价值内涵。

1948年，世界卫生组织成立。在《世界卫生组织法》中，重新对健康概念进行了界定：健康不仅仅是疾病或羸弱状态的消除，而且是身体、精神和社会适应的良好状态。从生理、心理和社会三个维度理解健康。从生物角度看，主要是检查器官功能和各项指标是否正常；从心理、精神角度观察人的健康，主要看有没有自我控制能力、能否正确对待外界影响、是否处于内心平衡的状态；从社会学角度衡量人的健康，主要涉及个体的社会适应性、良好的工作和生活习惯、人际关系和应对各种突发事件的能力。

世界卫生组织提出的健康概念，被人们称之为新健康观。与传统健康概念相比，新健康观指的是一个人在身体、精神和社会等方面都处于良好的状态，是指向健康的一种积极的健康定义。而传统的健康观则是"无病即健康"的、指向"疾病"的消极健康观。现代人的健康内容包括：躯体健康、心理健康、心灵健康、社会健康、智力健康、道德健康、环境健康等。

（三）健康概念演变的启示

从传统健康观演变为新的健康观，使卫生工作的指导思想发生了极大的变化，体现在以下几方面：

（1）医学的目标发生转变。卫生工作的首要目标是维护和促进健康，卫生工作的重点应该从疾病的诊断、治疗转向维护和促进健康，即"以疾病为中心"的服务，应该转向"以健康为中心"的服务。

（2）《世界卫生组织法》中指出：享受最高的可能获得的健康标准，是每一个人的基本权利之一，不应因种族、宗教、政治信仰、经济或社会情境而有所差异。促进人民健康为政府的职责，完成这一职责只有施行适当的卫生与社会措施。

从健康需求的普遍性和健康影响因素的广泛性来看，对提供"以健康为中心"的服务形成了极大的挑战，传统的医疗卫生服务理念和服务模式无法适应全人群和全生命周期健康的需求。世界卫生组织提出维护健康的四大基石：平衡饮食、适量运动、戒烟限酒和心理平衡。

学术界提出健康生态学模型，认为人的健康是个体、生活方式、环境和卫生服务措施共同作用的结果，而且这些因素相互作用、相互制约、相互依赖，在多层面上影响着群体健康水平。在健康生态学模型的影响下，以健康为中心的干预措施呈现从个人到家庭、社区和社会的由内而外多层面综合干预模式，医学发展社会化的趋势越来越明显。

每年的 4 月 7 日，我们共同庆祝世界卫生日，以纪念世界卫生组织的成立。2018 年，世界卫生日的主题定为："人人享有健康，无论是谁，无论在哪儿！"

二、卫生革命的发展、演变与启示

面向健康的时代是预防医学高度发展的时代。随着人类疾病模式的转换，预防医学的内涵和工作模式也在不断地发生变化。

（一）第一次公共卫生革命

第一次公共卫生革命是 19 世纪后半叶从欧洲开始的，针对严重危害人类健康的传染性疾病和寄生虫病展开的预防工作。主要内容是通过控制传染源、预防接种、改善环境等措施，以控制传染病的流行。以传染病、寄生虫病、地方病以及营养不良症为主要防治对象，采取疫苗预防接种、抗生素、杀虫剂、消毒剂，以及不断改善生活环境的措施，有效控制了严重危害人类健康的传染性疾病和寄生虫病。

在人类繁衍和社会发展历程中，人类曾经长期受到鼠疫、霍乱、天花等烈性传染病的威胁而处于束手无策、坐以待毙的境地。被称为

"黑死病"的鼠疫，全球经历过三次大流行，第一次发生于公元6世纪，起源于中东，波及北非和欧洲，死亡近1亿人，导致了东罗马帝国的衰落；第二次鼠疫大流行发生于公元14世纪，遍及欧亚大陆和非洲北海岸，此起彼伏持续了近300年，死亡2500万人，占欧洲总人口的四分之一；第三次大流行始于19世纪末（1894年），全球死亡达千万人以上。此次流行传播速度之快、波及地区之广，远远超过前两次大流行。霍乱从1817年开始，全球经历过7次大流行。霍乱起源于印度，不到30年的时间就成为"最令人害怕、最引人注目的19世纪的世界病"。7次大流行造成的损失难以估算。天花是由天花病毒引起的一种历史悠久的烈性传染病，天花病毒繁殖速度快，传染力和致病性强，感染者死亡率高达30%。到目前为止，还没有确切的天花治疗方法。

面对鼠疫等烈性传染病的肆虐，人类掀起了第一次公共卫生革命的浪潮。当鼠疫在欧洲各地蔓延时，人们想出各种方法，企图治愈或缓解这种可怕的症状，如通便、催吐和放血疗法，而狂热的基督徒认为这种疾病是上帝对有罪的人实施的惩罚，人们用鞭子彼此互相抽打着赎罪。后来，米兰大主教无意中发现了阻挡瘟疫蔓延的有效方法，即：隔离，对最先出现瘟疫的房屋周围建起围墙，结果瘟疫没有蔓延到米兰。随后的几百年中，"隔离"措施成为人们控制传染病蔓延的司空见惯的手段。现在，鼠疫等传染疾病在很多国家已基本消失。

霍乱对于19世纪初的人类来说，它的发生、传播和控制都是一个谜，是一种可怕瘟疫。直到第五次大流行传播到埃及，埃及政府邀请德国细菌学家科赫在当地进行研究并发现了霍乱弧菌。1905年科赫获得了诺贝尔医学奖。总结出了一套防治霍乱的有效措施：改善环境卫生、增加营养，增加清洁饮用水的供应、不吃生冷不洁食物就不会感染，这样一来霍乱是很容易防治的。

鼠疫和霍乱属于细菌感染性疾病，而这两种烈性传染病得以有效控制的原因不是因为抗生素的发现和使用，而是早在抗生素发明和广泛使用之前，采取了改善环境卫生和改变人们不良生活习惯的措施。可见，健康的维护源于人们日常的健康行为和健康生活。

天花得到控制，得益于预防接种的发明和使用。采用接种方法预防天花的做法由来已久。中国唐代名医孙思邈曾经采用天花口疮脓液敷在皮肤上预防天花。明代以后人痘接种法盛行。1796 年，英国乡村医生贞纳发明了牛痘接种法。牛痘预防接种法得到可靠的验证之后，在人群范围内广泛推行和使用，创造了人类有史以来，有效控制烈性传染病的最具成本效果的措施，使天花得到了彻底的控制。最后有记录的天花感染者是 1977 年的一个医院工人。1980 年 5 月，世界卫生组织宣布人类成功消灭天花。

中华人民共和国成立之后，我国建立了预防为主的卫生工作方针，大力开展预防接种和爱国卫生运动，通过加强预防医学、改善人们的健康行为和环境卫生，有效控制了多种烈性传染病和寄生虫病，成为国际社会第一次卫生革命胜利的典范。我国在世界卫生组织宣布消灭了天花之前 16 年就消灭了天花。通过第一次卫生革命，我国因传染性疾病死亡的人数已大大减少。预防医学——作为面向健康的服务，在降低疾病危害、推动人类健康水平的提高上具有异常的高效性。

（二）第二次公共卫生革命

美国在 20 世纪 40 年代，冠心病的死亡率就开始升高。美国保健福利部 1979 年发布了关于促进健康和预防疾病的报告——《健康的人民》，划时代地提出了进行第二次公共卫生革命的口号。第二次公共卫生革命的主要目标是向生活方式疾病宣战，包括脑血管病、心脏病、恶性肿瘤、糖尿病、精神系统疾病和意外伤害等。美国保健福利部推荐 6 项有益于健康的生活方式：不吸烟、少饮酒、合理膳食、适量运动、定期健康检查和遵守交通规则。主要采取健康教育和自我保健的措施应对生活方式疾病。

据《中国居民营养与慢性病状况报告（2015）》统计：①2012 年我国城乡居民的膳食能量供给充足，体格发育与营养状况总体改善明显。与 2002 年相比，成年男性和女性平均身高、体重有所增长。城乡儿童的平均身高、体重明显增加。成人营养不良率由 8.5% 下降为 6.0%，儿童青少年生长迟缓率由 6.3% 下降为 3.2%，6 岁以上居民贫血率由 20.1% 下降为 9.7%。②居民膳食结构有所变化，谷类食物摄入量保持稳定，总蛋白摄入量持平，优质蛋白摄入量有所增加，脂肪摄入量过多。蔬菜水果摄入量略有下降。成人超重率由 2002 年的 22.8% 增加到 2012 年的 30.1%，成人肥胖率由 7.1% 增加到 11.9%。6—17 岁儿童青少年超重率由 2002 年的 4.5% 增加到 2012 年的 9.6%，6—17 岁儿童青少年肥胖率由 2.1% 增加到 6.4%。③2012 年，全国 18 岁及以上成年人高血压患病率为 25.2%，糖尿病患病率为 9.7%，40 岁及以上人群慢性阻塞性肺病患病率为9.9%。2012年，全国居民因慢性病导致的死亡率为533/10万，占总死亡人数的86.6%。心脑血管病、癌症和慢性呼吸系统疾病为主要死因，占总死亡的79.4%。其中心脑血管病死亡率为271.8/10万，癌症死亡率为144.3/10万，慢性呼吸系统疾病死亡率为68/10万。2013年的全国肿瘤登记结果分析显示，我国癌症发病率为235/10万，肺癌和乳腺癌分别位居男女性癌症发病之首。与2002年相比，经标化处理后，2012年，我国除冠心病、肺癌等少数疾病死亡率有所上升外，多数癌症、慢性阻塞性肺病和脑卒中等慢性病的死亡率呈下降趋势。吸烟、过量饮酒、身体活动不足和高盐、高脂不健康饮食是慢性病发生、发展的主要行为危险因素。我国现有吸烟人数超过了3亿。15岁以上人群吸烟率为28.1%，男性吸烟率高达52.9%，非吸烟者中暴露于二手烟的比例为72.4%。社会经济的发展，一方面改变了人们的营养和饮食结构，营养不良的发生率降低，人口期望寿命在增加，老年人口数量增加，与年龄和饮食相关的人口老龄化、超重和肥胖，吸烟饮酒等个人不健康的生活方式，以及环境问题是导致慢性病患病和死亡的重要影响因素。

党中央、国务院高度重视居民营养改善与慢性病防治工作，坚持政府主导、部门协作，将营养改善和慢性病防治融入各项公共政策，提倡健康的生活方式，如戒烟限酒、健康饮食、控制体重、体育锻炼、心理社会支持、疾病管理和提高依从性等，加强健康促进和健康教育，通过未病先防、有病早治的一级预防和二级预防工作的开展，使得慢性非传染性疾病防治工作取得明显成效。

以心血管疾病的预防为例，一级预防指疾病尚未发生或处于亚临床阶段，就针对心血管疾病的危险因素采取措施。美国弗莱明翰研究提出心血管疾病的"危险因素"概念以后，进行了大量研究。从危险因素归类上看，可以分为两大类：遗传因素和环境因素，前者包括性别、年龄和家族史，属于不可改变的危险因素。后者包括高血压、吸烟、饮酒、血脂异常、肥胖、缺乏运动和糖尿病，膳食不平衡以及精神压力等，这些因素与生活方式密切相关，属于可以改变的危险因素。美国弗莱明翰研究对 5000 名成人进行 30 年随访发现，血压水平与冠心病发病率或死亡率呈连续的等级相关。我国 11 个省市，27000 多人的前瞻性队列研究结果也表明，与不吸烟者相比，吸烟者的冠心病和脑卒中的发病和死亡率明显增加，如果吸烟者同时伴有其他危险因素，则增加更为明显。在第二次公共卫生革命时代，针对难以治愈的慢性非传染性疾病，采取预防为主的策略和措施，通过在疾病发生之前对健康危险因素进行干预就可以达到阻断疾病、维护健康的目的。

（三）第三次公共卫生革命

随着第一次和第二次卫生革命的成功，人们的健康意识和保健需求越来越高，引发了第三次公共卫生革命，也是到目前为止提出来的最先进的卫生革命，它的内涵是，以生态学模型为指导的综合干预措施。人们发现影响健康的因素除了内源性机体功能紊乱外，日常工作和生活环境当中也存在众多健康危险因素，而且涉及的范围远远超越了卫生系统职责范畴，需要通过政府创造一个部门间协调合作的机制，建立社会生态网络，通过社会生态学模式的综合干预措施来提高人群健康和生活质量的第三次公共卫生革命，又称为"新公共卫生运动"。提高整个社会对健康活动的参与意识，形成促进健康的社会支持系统。

第三次公共卫生革命的实质：一是使医学发展的目标从以疾病为中心转向了以健康为中心，二是居民对健康的关注，从传统的没有疾病就是健康的概念，转向了以生物、心理和社会多维健康，甚至"高水平康强"的理念，从关注生命的数量转向了关注生命的质量。三是从全社会的角度来看，从以经济发展为中心，转向了以人为本和以健康为中心的发展理念。全社会的政治、经济、文化、教育等领域的发展理念，及时地融入了以健康为中心的发展内涵。将健康融入所有公共政策，采取全民共建共享的策略，推动全社会人们健康水平的提高，改善全人群和全生命周期的健康作为国家的健康发展战略。

第二节　现代整体医学发展趋势

从医学发展的历史上，随着人们对健康和疾病本质认识的深入和发展，形成了不同阶段对"健康与疾病"以及对"医学"本质的认识，从而进一步指导医学的实践，即"医学模式"，其随着医学科学的发展、人类健康需求和人们认知能力的不断变化而演变发展。

一、医学模式的发展与演变

（一）神灵主义医学模式

远古时期，人类的认识能力极其有限，人类生存受迫于大自然的压力，面对复杂、难以理解、无法驾驭的自然现象，先民们认为人的生老病死受超自然的神秘力量支配与主宰。面对疾病与灾难主要依赖求神问卜，祈祷神灵的宽恕保佑。神灵主义医学模式就是那个时期人们对健康与疾病本质认识的概括反映。

（二）朴素的自然哲学医学模式

古代医学在自然哲学的指导下认识疾病规律，如：古希腊医学中的"四体液"病理学说和中医学中的阴阳五行相生相克理论。四体液理论认为人体的黏液、血液、黑胆汁和黄胆汁相对应，人的健康、疾病和性格是四种体液混合比例变化的结果。体液平衡，人就能保持健康，而疾病是人体内四种液体失衡所导致的。中医治病强调"天人合一"的内外协调性、强调人体脏腑经络相互协调的整体统一性，联系内外致病因素整体思维观念，成为"不治已病治未病"养生保健思想产生的基础。无论古代希腊医学还是传统中医学思想，均是在自然哲学指导下形成的整体医学观。

（三）机械唯物主义医学模式

机械论医学模式是指基于机械唯物主义观点，以机械运动来解释一切生命现象的医学观和方法论。它否定唯心主义医学观，把医学引向实验医学，对医学进步发挥了重要作用，但它忽略了人的生物复杂性、心理和社会性，产生对人体观察的片面性和机械性。拉美特利写过一本书《人是机器》。法国笛卡尔认为"生物体只不过是精密的机器零件"，把机体一切复杂运动简单地归纳为物理化学变化，甚至连思维活动也认为是一种机械运动。认为人的疾病就是器官的疾病、细胞的疾病，基础医学衍生出病理解剖学，临床医学衍生出外科手术和器官移植的治疗思维，形成典型的还原论指导下的分析性思维模式。

（四）生物医学模式

随着生物学的发展，从 19 世纪开始人类逐渐发现了传染病的致病微生物。进入 20 世纪，随着抗生素的发明和使用，预防接种技术的广泛推行，人类有效控制了传染病流行，取得第一次公共卫生革命胜利。20 世纪 70 年代，随着人类寿命延长，与人口老龄化和不良行为生活方式有关的慢性非传染性疾病成为影响健康的主要问题。目前，在生物医学模式指导下的慢性非传染性疾病的防控进入一个瓶颈期。生物医学模式关心身体疾病而忽视人的心理和社会层面的健康问题，对非生物因素导致的疾病无法解释，过度使用生物医学技术，却依然无法有效满足广大人民群众的复杂健康需要，使全社会在维护健康的道路上承受着较重的疾病负担。

（五）生物-心理-社会医学模式

1977 年，美国罗彻斯特大学精神和内科学教授恩格尔（Engel），针对广泛的健康影响因素，提出要想达到对疾病的准确理解，就必须考虑人、人所生活的环境，以及由社会设计来对付疾病破坏作用的补充系统，即医生和卫生保健系统的作用。这就是被称为新的医学模式的"生物-心理-社会医学模式"。生物-心理-社会医学模式不仅肯定了生物医学的价值，而且恢复了心理和社会因素在医学研究系统中应有的地位。

生物-心理-社会医学模式将影响人类健康的因素分为四大类：第一类为环境因素，是指以人为主体的外部世界，包括自然环境和社会环境；人类面临气候变化、经济贫困、政治动荡等自然和社会环境因素对人们的健康会产生决定性的影响，被称为健康社会决定性因素，是人类疾病发生背后的原因。第二类为生活方式及行为因素，个体的生活方式和行为习惯对健康有重要作用。根据 WHO 的调查报告显示，2008 年全年，50% 的死亡是由不良的行为和生活方式所引起的。第三类为生物遗传因素，它是理解生命活动和疾病损伤及康复过程的基础，有些疾病如血友病、蚕豆病和精神性呆滞等直接与遗传因素有关。最后一类为医疗卫生服务因素，它是指医疗卫生机构和卫生专业人员为了防治疾病，增进健康，运用卫生资源和各种手段，有计划、有目的地向个人、群体和社会提供必要服务的过程。多项研究表明，在各种影响因素中，人们的行为和生活方式越来越成为对疾病发生有重要影响的因素。

生物－心理－社会医学模式对未来医学目的产生了深刻影响，从过去的"诊断－治疗"模式转变为以"预防疾病、促进健康"的模式。医学发展应该遵循有节制的、谨慎的、社会可接受的、经济上可承受的、公平、公正的伦理学框架，对无法治愈的疾病进行照料，尽可能预防早死、减轻疾病的痛苦，提倡临终关怀。除此，现代医学模式要求临床医生在关注病人生理健康的同时，还应关注心理、社会因素的致病作用，调动全社会多部门参与的积极性，用"大卫生"观念指导健康工作实践。显然，生物－心理－社会医学模式的提出，加速了"面向健康时代"的来临。

（六）高水平康强医学模式

"生物－心理－社会医学模式"产生后，为了对复杂的不良行为生活方式进行干预，从而达到预防疾病的作用，健康教育工作的主要内容从教育人们预防传染病到教育人们否定不良生活方式。如"不要吃甜食，会引起龋齿""不要吸烟，会引起肺癌""不要多喝酒，会引起肝硬化""不要吃精粉、精米，会引起肠癌"等。然而，这些生活方式总是与人们的欲望、欣快感、愉快感有关系，这样的教育有一定作用，但也让人们缺乏积极的态度去对待生活，引起消极情绪，甚至因恐惧而无所适从。20世纪70年代，美国健康教育被赋予新的哲学意义，为了鼓励人们转变生活方式，使人们心甘情愿地牺牲尼古丁、酒精、糖果等带来的"欣快感"而采取"高水平康强"的提法，这时有人提出"高水平康强医学模式（High－Level Wellness Medical Model）"。

　　"高水平康强医学模式"比"生物－心理－社会医学模式"更加完善，更能主动、充分地加强人们对自己健康负有主动性的责任。这种医学模式要求人们始终处在动态的完全平衡之中，最大限度地发挥自身的主观能动性，并善于利用各种因素克服有害因素，最大限度地满足身心各种需要，如：积极的身体锻炼、充分合理的营养、自我保健的能力、适应各方面的刺激与压力等。健康教育的模式也随之转变为"社区发展模式"，即"人人参与模式"，人人参加卫生保健，人人支持健康促进活动。通过各种技术减少健康风险因素、促进健康生活方式，使健康的个体和群体更加康强（孙宝志. 中国健康教育，1990；6（6）：1－7.）。

二、现代整体医学观的建立

　　人们认识事物有两种思维方法。一是整体论方法，人们在认识事物时，将事物作为一个整体来考察，将问题的全局作为研究的出发点和落脚点。另一种是还原论方法，将需要认识的事物像拆卸机械一样，先考察和认识被分解后的事物组成部分，对组成部分形成认识并组合起来，从而推导出对事物的整体认识。

　　还原论思想可追溯到古希腊时期，其代表人物是德谟克利特，他提出世界是由不可再分的基本粒子即原子组成的。到 17 世纪，欧洲形成了较系统的还原论，其代表人物为笛卡尔，他在《方法论》一书中提出还原论方法的基本原则。还原论方法极大地推动了近现代自然科学的发展，大量自然科学成就是建立在还原论基础之上的。

整体论思想古已有之，如《易经》中的阴阳五行学说等，但是古代整体论大多停留在抽象的思辨层次，缺乏科学理论指导。1926 年，针对当时科学界普遍流行的还原论分析法（Analytic Reductionism），南非哲学家 J. Smuts 首次提出整体论（Holism），认为任何一个整体大于而且不同于其各部分的直接相加。同一时期，奥地利理论生物学家贝塔朗菲提出了生物有机体概念，强调只有把机体当作一个整体研究，才能发现不同层次上有机体的组织原理。第二次世界大战后，系统论、控制论、信息论等早期系统科学理论逐步形成，使整体论方法延伸到科学层面，而不是仅仅停留在哲学思辨层面。随着运筹学、信息学、管理学的发展，系统工程方法和系统分析方法形成。20 世纪 70 年代，自组织理论和复杂性科学兴起，进一步推动了整体论的发展。1999 年 4 月 2 日《科学》杂志邀请了物理、化学、生物、经济、生态、神经科学等方面的科学家撰写文章，介绍各自领域关于复杂系统的研究进展。这期名为"复杂系统"专辑的前言标题为《超越还原论》，这说明用科学的整体论方法认识和研究事物已经开始形成趋势。后来人们把整体论引入医学，提出整体医学观。

整体医学观是目前关于医学较为完善的认识。它克服了机械论、还原论和心身二元论的缺点，把人看作一个整体，兼顾人的自然属性和社会属性，把健康问题放大到更大的背景中去思考，既看到病人个体，又注重患病群体；既注重治病，又注意保健，同时还倡导康强（Wellness）。它所要求的医学技术除了行之有效的生物医学技术外，还包括了所有学科、所有时代的有用技术。除了物理、化学、手术治疗方法之外，更需要各种有益于健康的艺术作品以及社会政治行动等

（陈心广，梁浩才）。在各种健康的影响因素中，艺术化地实现内外因素的平衡，达到高水平康强状态。整体医学观把患者由原来医患关系中被动的角色与地位，调整到了维护健康的主动角色、主动地位，要求每个人为自己的健康承担责任和义务，主动防治疾病、增进健康、实现康强。

第三节 医学发展的社会化趋势

医学发展的社会化趋势体现在三方面，一是医学发展的目标从疾病中心转向健康中心，健康的维护和促进涉及每一个人，医学服务对象的范围体现了社会化发展趋势；二是针对健康的影响因素，社会因素对居民健康起着决定性影响；三是维护健康的措施体现全社会参与的倾向。

一、健康价值的社会化

（一）健康是人的基本需求

健康是人们在经济和社会各方面富有成效地生活的前提条件。健康是人们生活中的基本需求。人人享有健康，健康是基本人权已成为全球共识。从基本需求和基本人权角度来看，健康需求具有社会化特点。1978年9月《阿拉木图宣言》宣布了人人享有卫生保健的目标。

卫生事业关系到人们的生老病死，关系到所有人各个时期的生活质量、关系到千家万户的幸福，是重大的社会公共问题。卫生事业本质上是一种"人人需要、共同受益"的社会公益事业，卫生机构承担着社会保健职能。加快发展医疗卫生事业，不断提高人民健康水平，是党和政府代表全社会履行的一项重要职责。

（二）健康是社会生产力

随着经济发展模式的转型，我国经济从资源粗放型向节约环保型转变，从过度消耗物质资源产业转向劳动密集型和知识密集型产业，经济发展转型成为未来的发展趋势。以上转变，意味着我国已进入通过提高人力资本提升全社会劳动生产率的时代，实现人口红利从人口数量型向人口质量型转换。劳动力的健康是促进未来经济发展的主要动力，劳动力的健康素质成为重要的社会生产力。

二、健康影响因素的社会化

新的健康概念中体现社会层面的健康，意味着不仅要关注社会适应状况，还要从影响社会适应的各种因素中研究健康的影响因素。人具有明显的社会属性，社会化是个体适应社会、实现社会层面健康的前提条件。随着社会文明程度的增加，对人社会化提出了更高的要求，凸显出社会因素对健康影响的重要性。

另外，在20世纪60—70年代，人们认识到卫生技术不能满足贫困人口的卫生需要，开始重视健康的社会决定因素，倡导以社区为基础的健康计划，强调平民参与和社区在决策中的作用，降低了高端技术的重要性和对专业人员的依赖。健康社会决定因素（social determinants of health）指的是：在那些直接导致疾病的因素之外，由人们的社会地位和所拥有的资源所决定的生活和工作环境对社会人群的健康产生决定性影响，因社会地位和资源分配不公平会带来健康的不公平。人同时具有自然属性和社会属性。与社会属性相关联的提高人群的健康水平需要全社会的积极行动和参与，这也被称为"大卫生观"。

但是受生物医学模式的影响，卫生事业局限于个体疾病的治疗。即使是预防服务，也主要是一种个体行为，限制了其他社会系统的参与，也限制了卫生服务的范围，无法针对社会。随着城市化的发展，生产和生活消费行为的进一步社会化，公共卫生和社会保健问题日益突出，人类与疾病的斗争日益突破个人活动的局限，成为整个社会关注的重大民生问题。

三、健康保健措施的社会化

1986年11月，渥太华第一届健康促进大会上提出，健康目标的实现需要社会各方的共同努力。世界卫生组织健康社会因素决定论揭示：人们单纯依赖医学手段难以有效根治产生健康问题的社会根源，需要卫生系统之外的政府多部门的协调行动，需要全社会的共同参与，人类健康活动从个体健康拓展到其工作、生活场所、社区、城市乃至国家或全球的健康行动。许多健康问题局限在个人范围内无法得到有效解决，必须采取社会化措施才能找到出路。只有把卫生保健事业纳入社会大系统,通过医学的社会化才能较好地得到解决。卫生工作全球化、一体化的趋势正是这种共同健康领域作用的必然结果。生态环境保护问题,一些全球性高发病、严重传染病的共同防治,更使医学社会化的趋势不断加强。这种趋势要求突破生物医学模式的局限,形成全人类参与的社会健康工程。

第34届世界卫生大会强调,全球人人健康战略只靠卫生部门是不可能实现的,需要社会各部门协调一致,并将此作为八大基本原则之一。社会参与程度直接影响到卫生工作的实施效果。21世纪初世界卫生组织总结指出,社会各部门间在卫生行动方面不协调是实施全球卫生策略进程的主要障碍之一。

第四节　健康中国发展战略

中共中央、国务院于2016年10月25日印发并实施《"健康中国2030"规划纲要》,明确新时期卫生与健康工作方针:"以基层为重点,以改革创新为动力,预防为主,中西医并重,将健康融入所有政策,人民共建共享。"为全面推进健康中国建设,提高人民健康水平作出了顶层设计。

一、健康中国战略实施的重大意义

党的十八届五中全会明确提出推进健康中国建设,从"五位一体"总体布局和"四个全面"战略布局出发,对当前和今后一个时期更好保障人民健康作出了制度性安排。《"健康中国2030"规划纲要》对全面建成小康社会、加快推进社会主义现代化具有重大意义。习近平总书记在党的十九大报告中提出"人民健康是民族昌盛和国家富强的重要标志",体现了我们党对人民健康重要价值的认识达到新的高度。实施健康中国战略,增进人民健康福祉,事关人的全面发展、社会全面进步,事关"两个一百年"奋斗目标的实现,必须从国家层面统筹谋划推进。

实施健康中国战略,迫切要求卫生服务从实践中高度重视预防为主的策略,医疗、预防、保健、康复服务有机融合,更加精准地满足群众多层次、多样化、个性化的健康需求,保证人人享有基本医疗卫生服务。实施健康中国战略,就是要坚持问题和需求导向,坚持预防为主的策略,考虑健康社会决定性因素影响,将健康融入所有公共政策,最大限度降低健康危险因素,全面提升人民群众的健康水平。

二、健康中国战略实施的内涵

《"健康中国2030"规划纲要》是推进健康中国建设的行动纲领。强调坚持以人民为中心的发展思想,牢固树立和贯彻落实创新、协调、绿色、开放、共享"五位一体"的发展理念,坚持正确的卫生与健康工作方针,坚持健康优先、改革创新、科学发展、公平公正的原则,以提高人民健康水平为核心,以体制机制的改革创新为动力。从广泛的健康影响因素入手,以普及健康生活、优化健康服务、完善健康保障、建设健康环境、发展健康产业为重点，把健康融入所有政策，全方位、全周期保障人民健康，大幅度提高健康水平，显著改善健康公平。

推进健康中国建设，要坚持预防为主，推行健康文明的生活方式，营造绿色安全的健康环境，减少疾病发生。要调整优化健康服务体系，强化早诊断、早治疗、早康复，坚持保基本、强基层、建机制，更好满足人民群众健康需求。要坚持共建共享、全民健康，坚持政府主导，动员全社会参与，突出解决好妇女、儿童、老年人、残疾人、流动人口、低收入人群等重点人群的健康问题。要强化组织实施，加大政府投入，深化体制机制改革，加快健康人力资源建设，推动健康科技创新，建设健康信息化服务体系，加强健康法治建设，扩大健康国际交流合作。

三、健康中国战略实施的启示

健康中国战略的实施，准确地把握了我国医疗卫生事业发展的核心价值，为我国医疗卫生体制改革指明了方向。

（一）强调健康价值，回归健康理性

医疗卫生服务将治病救人作为其神圣的使命，随着社会经济的发展和医学科学技术的进步，全球人口死亡率不断下降，人口平均寿命得到显著延长，与人口老龄化密切相关的老年退行性疾病和慢性非传染性疾病成为困扰医疗卫生事业发展的主要问题。从慢性病和老年退

行性疾病的危险因素来看，广泛分布于人们的日常生活环境和行为方式当中，对医疗卫生服务的需要和需求呈现连续性、综合化特点。然而，在医学分科越来越细的背景下，以医学专科为主的服务模式，使医疗卫生费用快速增长的同时，健康服务效率却不高。

2009 年启动的新医改，强调围绕基本医疗卫生服务、发挥基层医疗卫生机构的作用，着力强调重新构建机制的问题。9 年过去了，以县级医院为龙头的基层医疗卫生机构服务力量得到一定程度的加强，基本公共卫生服务均等化提供，服务内容不断得到充实，医疗联合体的探索不断发展，但是离构建以健康为中心的服务体制和服务机制还有较长的路需要探索。健康中国战略的实施，将健康融入所有公共政策，为我国构建以健康为中心的服务体系，构建高效率的医疗卫生服务运转机制提供了极好的理论指导和实践动力。

（二）强调综合防控，体现预防策略

健康中国强调预防为主的工作方针，目前人们的疾病谱是与人们的行为生活方式密切相关的慢性非传染性疾病，这一类疾病一旦形成，其治疗痊愈的可能性不高，长期甚至终身处于患病状态、医疗资源消耗极高。这样，从疾病危险因素角度考虑预防策略措施的话，有可能将推迟或降低慢性病的发病率和患病率，是从根本上减轻疾病负担，延长健康期望寿命的经济有效的途径。我国中医在"治未病"方面有自己独特的优势。在我国卫生工作方针中也强调了"预防为主、中西医并重"的策略。

（三）强调健康社会决定因素，将健康融入所有公共政策

健康影响因素的社会化倾向，说明影响健康的因素广泛存在于人们的日常行为和生活方式、生活环境当中。《"健康中国2030"规划纲要》强调，从广泛的健康影响因素入手，以普及健康生活、优化健康服务、完善健康保障、建设健康环境、发展健康产业为重点，把健康融入所有政策，全方位、全周期保障人民健康，大幅度提高健康水平、显著改善健康公平。

以健康为中心的发展需要靠全社会参与，比如普及健康生活，需要提升居民的健康素养和健康行为；优化健康服务，需要在医疗卫生系统内部建立适应以健康为中心的系统服务；建设健康环境，需要政府、社会、企业共同承担责任，维护促进健康的良好生活、生产和工作环境；发展健康产业，需要企业参与、政府引导并积极监管……总之，将健康融入所有公共政策意味着需要全社会参与、全社会动员，需要广大人民群众共建共享，推动人民共建共享的关键问题是，需要捋清各参与主体的健康权利与责任，以便于监测、监督、评价并改善。

总之，这是一个面向健康的时代，也是机遇和挑战并存的时代，需要卫生系统转变发展理念，寻找与健康驱动型服务相匹配的全社会新的治理机制。

第五节 "健康驱动型"服务功能转型机制研究问题的提出

为实现全人群全周期健康目标，我国卫生与健康服务体系、社会医疗保障体系和监督管理体系之间需要围绕"健康"目标，在新时期卫生与健康工作指导下，形成促进健康的合力。本书拟对社会医疗保险背景下促进社区卫生服务机构"健康驱动型"服务功能转型的协同机制进行研究和阐述。

在社会医疗保险制度逐渐完善的背景下，应该在抵御大病风险的基础上，建立有效的疾病风险防范机制，才是较为成熟的、有利于社会医疗保障制度可持续发展的制度体系。社会医疗保险制度应该针对疾病预防和健康保健措施建立相应的激励与约束机制。促进社会医疗保障制度向社会健康保障制度发展，有一些瓶颈问题需要解决：一是基层医疗卫生机构以健康为中心的服务能力建设；二是社会医疗保险机构具有健康保障的治理能力。

本书采用定性和定量研究相结合的方法，从健康服务需求者（居民）、提供者（包括全科医生和社区卫生服务机构）和管理者（即社会医疗保险管理方）角度，分别论证"健康驱动型"服务功能转型的动力机制：

一、"健康驱动型"服务功能转型的内在动因机制研究

从居民健康需求角度，论证健康服务的需求特点，对健康驱动型服务功能转型的内在动因机制进行研究。

以山西省居民的健康服务需求为例，了解影响居民健康的主要疾病谱、疾病费用负担，疾病风险因素及对其防控措施进行研究，为基层医疗卫生机构开展以健康为中心的服务能力的研究奠定基础。

二、"健康驱动型"服务功能转型的服务动力学机制研究

基层医疗卫生机构是"健康驱动型"服务提供的关键节点，全科医生是提供健康服务的骨干力量。从两方面研究健康服务能力提升的动力学机制：一是全科医生以健康为中心的岗位胜任力研究；二是社区卫生机构以价值网络形式提供健康服务能力的动力学机制，其中价值网的构建涉及三方面内容：一是居民价值网；二是内部健康服务价值网；三是与上级机构之间构建的价值网。

三、"健康驱动型"服务功能转型的管理动力学机制研究

从社会医疗保险机构管理角度，研究大数据背景下社会医疗保险管理方的健康保障治理能力。一是从不同层次构建健康权利与义务相关的激励与约束兼容的大数据治理模型；二是研究社会医疗保险机构

对全科医生进行绩效评价的数据仓库模型，促进全科医生提供以健康为中心的服务。

　　通过对上述三方面内容的研究，捋清社会医疗保险背景下，促进社区卫生服务机构"健康驱动型"服务模式转型的动力机制，有助于加强社区卫生服务机构在健康服务中的主体地位，提高其服务能力，对提高社会医疗保险机构以健康为中心的服务偿付和监督管理能力提供依据。希望在新时期卫生与健康工作方针指导下，形成"健康驱动型"服务模式转型的合力，助力健康中国建设目标的实现。

第二章

"健康驱动型"服务模式转型的
内在动因

第一节　影响居民健康的主要问题

本书研究利用疾病谱顺位、疾病费用负担顺位反映危害人群健康的主要卫生问题。本书以山西省 2015—2017 年抽取的各级各类医疗机构出院患者为研究对象，了解危害居民健康的主要疾病类型，为相关卫生策略的制定提供依据。

一、数据来源与资料处理

样本住院数据来自省、市、区、县、乡、村 6 个行政级别下的各级各类医疗卫生机构，其中医院 75 所：省级医院 10 所、市级医院 26 所、区（县）级医院 39 所，基层医疗卫生机构 70 所（社区卫生服务中心 5 所、乡镇卫生院 65 所）。机构抽样研究采用分层抽样的方法，综合考虑各地市和各区县经济发展水平、人口特征、医疗卫生条件等因素确定样本地区：第一阶段选取四个市作为省级样本；第二阶段在各地级市内抽取4个县（区）；第三阶段在抽取的县（区）内分别选择6—8个街道、社区和乡镇，确定调查地区后根据卫生机构层级和分类进行抽样。

最终纳入分析的出院记录2018749条，其中2015年628945人次，2016年765812人次，2017年623992人次。女性1089344人次（53.96%），男性929405人次（46.04%）。数据分析基于国际疾病负担（Global Burden of Diseases，GBD）和国际疾病分类法（International Classification of Diseases，ICD‐10），统计病种和疾病费用负担。

二、出院患者的性别、年龄分布

根据性别、年龄，绘制出院患者分布图（见图2‐1）。

由图2‐1可见，出院患者的年龄分布有三个高峰：0—4岁人群、25—30岁组女性以及60—64岁组人群，说明婴幼童、妇女、老年人是住院服务利用频次较高的人群，是卫生服务需求量较大的群体。

三、出院患者的疾病系统分布

按照GBD分类统计显示，慢性非传染性疾病占比最高。三年间慢性非传染性疾病住院患者合计占比达到了62.80%，详见表2‐1。

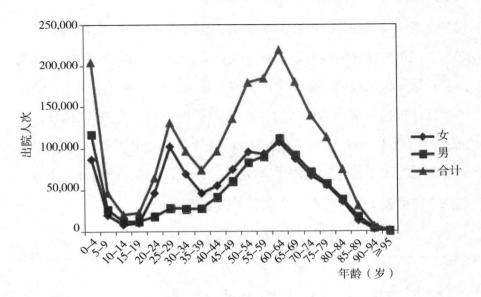

图 2 - 1 2015—2017 年山西省出院患者性别、年龄分布图

2015—2017 年出院患者的疾病构成无显著差异（$\chi^2 = 3.514$，$P = 0.755$）。

表 2 - 1 2015—2017 年山西省出院患者 GBD 分类疾病分布 n（%）

GBD 分类 疾病	2015 年	2016 年	2017 年	合计
慢性非传染性疾病	406，461 （64.63）	450，051 （58.77）	411，225 （65.90）	1，267，737 （62.80）
传染病、孕产妇、围产期及营养疾病	110，522 （17.57）	164，325 （21.46）	146，836 （23.53）	421，683 （20.89）
其他症状或疾病	78，929 （12.55）	108，005 （14.10）	43，290 （6.94）	230，224 （11.40）
伤害	33，033 （5.25）	43，431 （5.67）	22，641 （3.63）	99，105 （4.91）

按 ICD - 10 标准分类统计显示，循环、呼吸和消化系统疾病三年

间一直居于前五顺位；循环系统疾病、呼吸系统疾病、影响健康状态
和与保健机构接触的因素、消化系统疾病、肿瘤、妊娠分娩、肌肉骨
骼肌和结缔组织疾病、损伤中毒、传染病和寄生虫病、泌尿生殖系统
疾病累计超过 80%，是山西省住院患者的主要病种。三年间的疾病构
成和谐系数 $W_R = 0.877$，趋近于 1；进一步和谐度检验显示，$\chi^2 = 52.623$，$P > 0.05$，说明尽管三年间出院患者的疾病谱顺位变化一致性
较高。详见表 2-2、图 2-2 和图 2-3。

表 2-2　2015—2017 年山西省出院患者 ICD-10 疾病分类

疾病分类系统	2015 年		2016 年		2017 年		合计	
	人次（%）	顺位	人次（%）	顺位	人次（%）	顺位	人次（%）	顺位
循环系统疾病	128,342（20.41）	1	141,722（18.51）	1	119,751（19.19）	1	389,815（19.31）	1
呼吸系统疾病	58,825（9.35）	3	84,844（11.08）	3	58,150（9.32）	3	201,819（10.00）	2
影响健康状态和与保健机构接触的因素（肿瘤化疗等）	66,116（10.51）	2	90,069（11.76）	2	35,518（5.69）	9	191,703（9.50）	3
消化系统疾病	52,118（8.29）	5	64,182（8.38）	5	53,103（8.51）	5	169,403（8.39）	4
肿瘤	58,296（9.27）	4	61,899（8.08）	6	39,206（6.28）	7	159,401（7.90）	5
妊娠、分娩和产褥期疾病	39,365（6.26）	6	75,968（9.92）	4	44,025（7.06）	6	159,358（7.89）	6

疾病分类系统	2015 年		2016 年		2017 年		合计	
	人次（%）	顺位	人次（%）	顺位	人次（%）	顺位	人次（%）	顺位
肌肉骨骼肌和结缔组织疾病	24,400 (3.88)	11	26,960 (3.52)	9	61,372 (9.84)	2	112,732 (5.58)	7
损伤、中毒和某些外因导致的其他后果	32,628 (5.19)	7	43,220 (5.64)	7	22,443 (3.60)	10	98,291 (4.87)	8
传染病和寄生虫病	20,522 (3.26)	13	14,639 (1.91)	14	56,568 (9.07)	4	91,729 (4.54)	9
泌尿生殖系统疾病	25,041 (3.98)	9	32,760 (4.28)	8	20,366 (3.26)	12	78,167 (3.87)	10
神经系统疾病	24,593 (3.91)	10	25,439 (3.32)	11	20,538 (3.29)	11	70,570 (3.50)	11
内分泌、营养和代谢疾病	28,227 (4.49)	8	26,008 (3.40)	10	13,340 (2.14)	13	67,575 (3.35)	12
皮肤和皮下组织疾病	3,382 (0.54)	20	5,970 (0.78)	17	36,693 (5.88)	8	46,045 (2.28)	13
眼和附器疾病	21,199 (3.37)	12	12,031 (1.57)	15	11,444 (1.83)	14	44,674 (2.21)	14
症状、体征异常	12,813 (2.01)	14	17,936 (2.34)	12	7,772 (1.25)	15	38,521 (1.91)	15
起源于围产期的某些情况	9,935 (1.58)	15	16,027 (2.09)	13	6,526 (1.05)	17	32,488 (1.61)	16
血液疾患	6,348 (1.01)	17	9,338 (1.22)	16	5,014 (0.80)	18	20,700 (1.03)	17

续表

疾病分类系统	2015 年		2016 年		2017 年		合计	
	人次（%）	顺位	人次（%）	顺位	人次（%）	顺位	人次（%）	顺位
精神和行为疾患	7, 778 (1. 24)	16	5, 303 (0. 69)	20	7, 041 (1. 13)	16	20, 122 (1. 00)	18
耳和乳突疾病	3, 509 (0. 56)	19	5, 712 (0. 75)	18	3, 771 (0. 60)	19	12, 992 (0. 64)	19
先天畸形、变形和染色体异常	5, 103 (0. 81)	18	5, 574 (0. 73)	19	1, 153 (0. 18)	20	11, 830 (0. 59)	20
疾病和死亡的外因	405 (0. 06)	21	211 (0. 03)	21	198 (0. 03)	21	814 (0. 04)	21

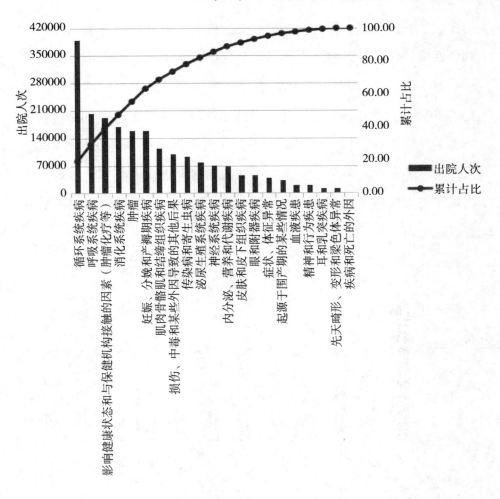

图 2 - 2　2015—2017 年山西省出院患者疾病构成帕累托图

四、出院患者的主要病种构成

循环系统疾病中，排名前五的病种依次为：脑梗死、高血压、动脉硬化性心脏病、不稳定性心绞痛和脑卒中为高发病种；呼吸系统疾病排名前五的主要病种为支气管肺炎、肺炎、急性支气管炎、慢阻肺和急性扁桃体炎；影响健康状态和与保健机构接触的因素中，肿瘤化疗居首位，占比 56.91%，且肿瘤化疗排在全省病种疾病谱首位，占比 5.40%。消化系统疾病中肝硬化排在首位。肿瘤疾病中，支气管或肺恶性肿瘤排在首位，接下来分别是子宫平滑肌瘤、乳房良性肿瘤、宫颈恶性肿瘤和乳房恶性肿瘤。传染病和寄生虫病的主要病种有：沙门菌肠炎、黑色发结节病、花斑癣，喉、气管和支气管结核和乙型肝炎。详见表 2 - 3。

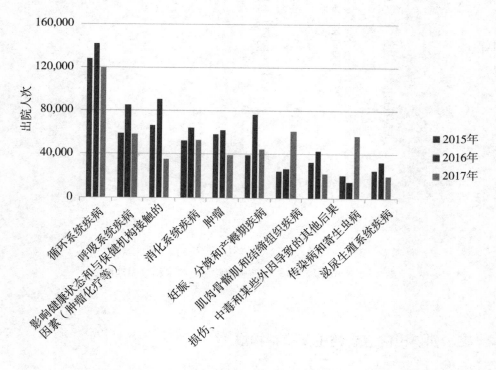

图 2 - 3　2015—2017 年山西省出院患者疾病系统分布

表2-3 主要系统疾病前五顺位单病种构成情况（%）

顺位	疾病分类系统	第一位次	第二位次	第三位次	第四位次	第五位次
1	循环系统疾病	脑梗死（26.67）	高血压（13.28）	动脉硬化性心脏病（12.08）	不稳定性心绞痛（10.12）	脑卒中（2.55）
2	呼吸系统疾病	支气管肺炎（22.24）	未特指的肺炎（9.19）	急性支气管炎（8.99）	慢性阻塞性肺疾病（6.51）	急性扁桃体炎（5.91）
3	影响健康状态和与保健机构接触的因素	肿瘤化疗（56.91）	其他医疗照顾（11.03）	附带妊娠状态（6.39）	正常妊娠监督（4.51）	骨折固定装置（3.03）
4	消化系统疾病	肝硬化（7.22）	腹股沟疝（5.96）	非感染性的胃肠炎和结肠炎（5.27）	急性阑尾炎（5.22）	肠梗阻（4.00）
5	肿瘤	支气管或肺恶性肿瘤（8.92）	子宫平滑肌瘤（5.45）	乳房良性肿瘤（4.54）	宫颈恶性肿瘤（4.35）	乳房恶性肿瘤（3.89）
6	妊娠、分娩和产褥期疾病	未特指的单胎顺产（16.82）	头尾顺产（9.72）	经剖宫产术的单胎分娩（9.10）	未特指的胎膜早破（7.24）	贫血并发于妊娠、分娩和产褥期（3.37）
7	肌肉骨骼肌和结缔组织疾病	类风湿性结节（18.57）	椎间盘移位（13.39）	关节挛缩（11.76）	颈椎间盘疾患（4.01）	风湿病（3.77）
8	损伤、中毒和某些外因导致的其他后果	踝和足其他未特指的损伤（5.07）	未特指部位的骨折（4.48）	头部未特指的损伤（3.79）	经大转子骨折（3.56）	股骨颈骨折（3.33）

续表

顺位	疾病分类系统	第一位次	第二位次	第三位次	第四位次	第五位次
9	传染病和寄生虫病	沙门菌肠炎（23.87）	黑色发结节病（8.36）	花斑癣（6.83）	喉、气管和支气管结核（6.50）	急性乙型肝炎（6.12）
10	泌尿生殖系统疾病	前列腺增生（6.97）	部位未特指的泌尿道感染（5.59）	肾病综合征（5.43）	未特指的慢性肾衰竭（4.72）	子宫体息肉（4.42）
合计		肿瘤化疗（5.40）	脑梗死（5.15）	高血压（2.56）	动脉硬化性心脏病（2.33）	支气管肺炎（2.22）

五、出院患者不同系统疾病的性别、年龄分布

各系统疾病的性别构成有差异（$\chi^2 = 18.356$，$P = 0.031$）。前十位系统疾病中，呼吸系统疾病、损伤中毒和某些外因导致的其他后果、传染病和寄生虫病男性多于女性，其中损伤中毒男性患者显著多于女性。详见表2-4和图2-4。

表2-4　前十顺位系统疾病出院患者性别分布情况

系统疾病	女性（人）	男性（人）	性别比（男/女）
循环系统疾病	177，702	212，113	1.19
呼吸系统疾病	86，553	115，266	1.33
影响健康状态和与保健机构接触的因素	116，316	75，387	0.65

续表

系统疾病	女性（人）	男性（人）	性别比（男/女）
消化系统疾病	78，765	90，638	1.15
肿瘤	92，245	67，156	0.73
妊娠、分娩和产褥期	159，358	–	0.00
肌肉骨骼肌和结缔组织疾病	63，225	49，507	0.78
损伤、中毒和某些外因导致的其他后果	35，125	63，166	1.80
传染病和寄生虫病	40，630	51，099	1.26
泌尿生殖系统疾病	47，464	30，703	0.65

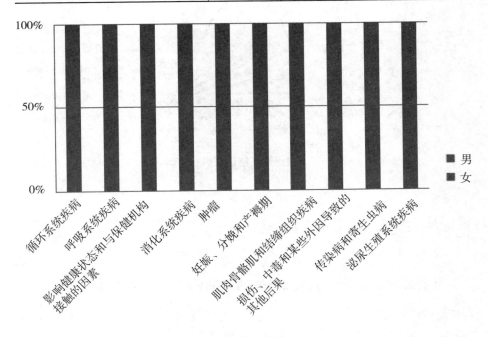

图 2-4 前十位系统性疾病的性别分布

循环、消化、肿瘤、肌肉骨骼肌疾患的出院人次随着患者年龄的增长呈波动上升趋势，多在 60—64 岁达到最大值后开始下降；影响健康状态和保健机构接触的因素呈双峰分布，除50—64岁外，次高点为25—29岁；呼吸系统疾病、传染病和寄生虫病患者随着年龄的增长住院人次显著下降；妊娠分娩住院患者年龄显著集中于25—29岁。详见图2－5。

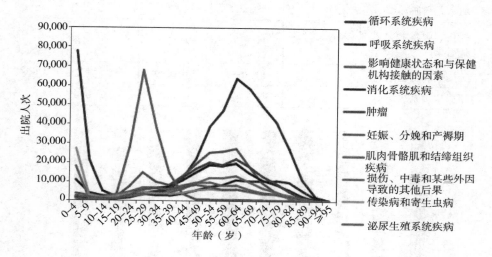

图2－5 前十位系统性疾病的年龄分布

六、主要病种出院人次分析

将住院疾病就诊率超过0.5%的病种定义为常见病种，共筛选出28种住院常见病，覆盖了36.62%的住院患者。前十顺位疾病依次为恶性肿瘤术后化疗、脑梗死、高血压、动脉硬化性心脏病、支气管肺炎、不稳定性心绞痛、单胎顺产、沙门菌肠炎、其他医疗照顾和类风湿性结节。详见表2－5。

表 2-5 出院患者常见单病种分布情况

顺位	编码	疾病名	出院人次	占比（%）
1	Z51.1	恶性肿瘤术后化疗	109，106	5.40
2	I63.9	脑梗死	103，963	5.15
3	I10	特发性（原发性）高血压	51，758	2.56
4	I25.1	动脉硬化性心脏病	47，075	2.33
5	J18.0	未特指的支气管肺炎	44，889	2.22
6	I20.0	不稳定性心绞痛	39，468	1.96
7	O80.9	未特指的单胎顺产	26，799	1.33
8	A02.0	沙门菌肠炎	21，896	1.08
9	Z51.8	其他特指的医疗照顾	21，147	1.05
10	M06.3	类风湿性结节	20，937	1.04
11	J18.9	未特指的肺炎	18，541	0.92
12	J20.9	未特指的急性支气管炎	18，144	0.90
13	G45.0	椎基底动脉综合征	18，130	0.90
14	O80.0	头位顺产	15，493	0.77
15	E14	未特指的糖尿病	15，455	0.77
16	H25.9	老年性白内障	15，441	0.76
17	M51.2	椎间盘移位	15，099	0.75
18	C34.9	支气管或肺恶性肿瘤	14，219	0.70
19	M24.5	关节挛缩	13，258	0.66
20	L12.3	后天性大疱性表皮松解	13，225	0.66
21	J44.1	慢性阻塞性肺病伴有急性加重	13，142	0.65
22	K74.6	肝硬化	12，235	0.61
23	Z33	附带妊娠状态	12，245	0.61
24	G45.9	短暂性大脑缺血性发作	12，020	0.60

续表

顺位	编码	疾病名	出院人次	占比（%）
25	J03.9	急性扁桃体炎	11,936	0.59
26	J98.4	肺的其他疾患	11,546	0.57
27	O42.9	胎膜早破	11,544	0.57
28	I67.8	其他特指的脑血管疾病	10,552	0.52

支气管肺炎显著集中于0—4岁儿童；前列腺增生、脑梗死、高血压、动脉硬化性心脏病、不稳定性心绞痛住院患者随着年龄的增长波动上升，多在60—64岁组形成高峰，随后下降；单胎顺产集中于25—29岁。详见图2-6。

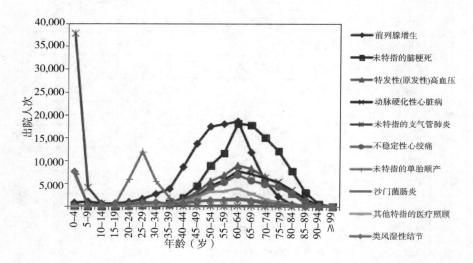

图2-6 前十位病种出院患者的年龄分布

七、居民疾病风险的主要特征

(一) 重点风险性人群

从出院人群的年龄分布来看，婴幼儿、育龄期妇女和老年人三类人群的住院频次较高，在各个年龄段中形成三个住院人次分布的高峰。这三类人群的住院需求和医疗保险抗风险需求较高。

(二) 重点风险性疾病

从出院人群的疾病系统分布来看，循环系统疾病、呼吸系统疾病和与健康相关的卫生保健系统接触以及消化系统疾病和肿瘤疾病的住院服务利用频次较高，前五类系统性疾病占住院总人次的55%，前十位系统性疾病，占住院总人次的80%，其中包括传染性疾病。按照病种来看，肿瘤化疗、脑梗死、高血压、动脉硬化性心脏病和支气管肺炎排前五位，合计占住院患者总人次的17.65%。导致婴幼儿住院的主要疾病是呼吸系统疾病；育龄期妇女住院的主要原因是妊娠、分娩；老年人住院的主要原因是循环系统疾病，肿瘤和肿瘤化疗以及消化系统疾病。

(三) 重要疾病危险因素

循环系统疾病中，脑梗死、动脉硬化性心脏病的危险因素有血压、血糖和血脂异常，以及吸烟、酗酒等。呼吸系统中支气管或肺肿瘤与吸烟、室内空气污染有关。控制这些危险因素，有利于防控上述危害人群健康的主要疾病。

　　建议医疗保险针对重点人群的重点疾病研究疾病诊疗的临床路径，根据临床路径确定医疗保险的单病种费用支付方式，同时针对不同年龄段人群的特定疾病设计风险防控策略，针对重点疾病的风险因素采取措施，从而有效降低疾病风险的发生，对提高医疗保险的精准抗风险能力有重要意义。

第二节　健康影响因素的多元复杂性

　　人类对健康与疾病的认识在当今时代取得了前所未有的成就，从宏观到微观，在不同层面上大大扩充了对健康与疾病相关影响因素的探索范围，形成不同的学科体系，对人类健康影响因素的探索呈现多元化模式。通过大量的调查研究，世界卫生组织将影响人群健康状况的因素归纳为四大类：环境因素、生物遗传因素、行为生活方式和医疗卫生措施。其中环境因素的影响占 17%，行为生活方式的影响占 60%，生物遗传因素占 15%，医疗卫生措施占 8%。对健康影响因素的研究结果，印证了人类健康影响因素的多元化趋势。

一、健康社会决定因素

　　传统健康观认为，疾病是由生物和理化因素引发的机体结构和功能异常所导致的，从生物学因素入手可以防治疾病，以诊断和治疗疾病为核心的医疗卫生服务措施是解决问题的主要路径。然而，随着生物、心理、社会医学模式的发展，人们逐渐意识到社会因素对健康和疾病的发展演变有重要的决定性影响作用。

健康社会决定因素（Social Determinants of Health，SDH）指的是人们的社会地位和拥有的资源所决定的生活和工作环境对健康发挥着决定性的影响，是导致疾病背后的原因。健康社会决定因素包括人们从出生、成长、生活、工作以及老年生活所面临的社会环境特征，如：收入水平、社会地位、受教育程度、饮水和卫生设施、居住条件和社区环境等。这些因素是决定健康和疾病的根本性原因。

婴儿死亡率是一项反映人口健康状况的敏感指标，也是全球健康不公平程度的一项衡量指标。世界各地证据显示，婴儿出生一个月后能否存活主要取决于婴儿生长的外部环境（WHO），贫困和家庭收入是决定婴儿死亡率的重要因素。因此，针对社会经济环境的非卫生领域政策与降低新生儿死亡率的卫生政策同等重要。社会流行病学理论以及Krieger的生态社会理论，强化了健康决定因素通过复杂的网络相互作用的概念。非卫生领域的政策通过社会结构、社会文化、行为和生物学等诸多因素的协同作用对健康产生重要影响。为理解影响路径，需要研究人类行为、家庭状况、社会收入分配、社会文化和环境等社会决定因素。这些社会因素决定了健康干预的措施和全民健康实现的效果。

2013年《柳叶刀》杂志发表题为《健康全覆盖与健康社会决定因素》（"*Universal health coverage and social determinants of health*"）的评

论。1978年《阿拉木图宣言》发表以来，初级卫生保健问题逐渐受到重视，各国也开始探索实现全民健康覆盖的道路，但与健康相关的社会经济因素却受到了忽略。该文指出，与卫生保健一样，人口的出生、成长、居住和工作环境以及年龄、权力、金钱也是影响人群健康的重要因素。健康社会决定因素是导致疾病背后的原因。全民健康覆盖的监管框架中应该包括社会决定因素的内容，应该综合考虑社会经济地位、性别、地域差异，关注因权力和资源分配不公平造成的健康不公平问题。

　　健康社会决定因素对慢性病的产生与发展有深远的影响（郭岩，2010）。以往大量研究表明，肥胖、吸烟、饮酒、高盐高脂饮食等不良生活方式是慢性病的危险因素，因此慢性病被认为是行为生活方式病。Marmot等人在英国公务员中的研究表明，冠心病死亡率与社会经济地位的变化密切相关，社会经济地位越高的人死亡率越低。大量研究显示，社会经济地位低下是糖尿病骨质疏松等多种疾病的危险因素。越来越多的学者认识到，慢性病的发生不能仅仅靠个人的行为生活方式来解释，而应该看到决定个人行为背后人们所生活的环境。2010年，《阿德莱德宣言》提出为提高健康产出所需要的新的管理框架，并提出将健康融于所有公共政策的办法，如：明晰的授权让协同政府成为必要，系统进程考虑跨部门间的影响；各种利益间的调解；要有问责制、透明度和分担机制；非政府的利益相关者参与；有效的跨部门激励可以建立合作关系与信任。慢性病的防控不仅要关注个人行为生活方式的干预，还要从健康社会决定因素角度，坚持大卫生观，促进多部门的协作，建立将健康融于各项公共政策的管理体制和运行机制。

如何将健康社会决定因素融入初级卫生保健，是基层医疗需要思考和解决的重要公共卫生问题。基层医疗一直致力于集合患者、社区及公共卫生领域专家，共同解决健康社会决定因素带来的影响。但是按照服务收费的支付系统、关注疾病治疗而不是促进健康的医学文化、技术及其他障碍等限制了这一工作[1]。全面基层卫生计划、责任医疗组织试点等，引导人们追求健康和更有价值的医疗服务，建立以患者为中心的家庭医疗服务模式，同时信息技术和大数据发展，可以将健康社会决定因素与电子化居民健康档案更好地结合在一起，帮助基层医疗团队解决健康社会决定因素的影响，更好地协调社区转诊等服务。许多基层医疗卫生机构开始重视健康社会决定因素信息的收集，如患者的职业、收入等，但缺乏标准化和规范化，且很少被用于支持医疗服务。国家医学科学院（NAM）推荐了11个应常规收集在电子健康档案中的健康社会决定因素信息，如吸烟、饮酒、家庭住址、种族、教育背景、经济压力、家庭暴力、社会关系、身体活动能力等。

二、环境因素对健康的影响

（一）自然环境对健康的影响

关于自然环境的健康绩效有两大理论支撑。一是2004年康普兰夫妇曾经在威廉斯·詹姆士的"专心注视"概念基础上提出的"注意力恢复理论"。该理论认为：一个人注意力集中的能力随着集中注意力时间的延长而逐步减弱，随后会产生精神疲劳，导致注意力集中困难、情绪易于激动，对从事需要集中注意力的工作易出现错误。自然环境对人们精神疲劳的恢复具有明显的效果（Verjarde M.，2007）。二是压力缓解理论。生理学认为，压力是自主神经系统对伤害或害怕伤害作出的反应。心理学认为压力是个体所具备的应对挑战能力的认知判断，当人们判断自己不能处理当前环境的挑战时，就会产生压力。乌尔里希提出的"压力缓解理论"认为，人们注意力下降是压力所产生的必然结果，并认为自然环境对人们缓解精神压力有明显的效果。相反，城市环境会阻碍人们的压力释放。

工业化的发展促进了城市化，城市化进程加剧了城市人口的集中和城市自然环境的改变，人们的生活节奏加快、社会竞争压力和生活压力增大。越来越多的证据显示，远离自然环境的城市生活成为引发肥胖、糖尿病和心血管疾病、失眠、抑郁等健康问题的重要因素[2]。

巴比奇等人的研究表明，长期处于70分贝噪声环境中，患心肌梗死的概率将会增至80%。斯特尔什针对机场噪声对儿童成长的影响进行研究，结果显示，机场噪声每增加5分贝，受影响儿童的阅读理解年龄将会推迟发育2个月，认知能力推迟发育1—2个月。甚至有学者研究认为，慢性病的发生与当今森林减少、河流退化、湿地消失等自然环境变化有密切关系。进入20世纪，随着医疗卫生的快速发展，自然环境的健康功能被忽视。随着慢性病患病率的增加，许多研究表明，冠心病、癌症等慢性病与长期伏案工作，体力活动减少有关。有研究证据显示人们生活环境中的绿地空间数量与人们的健康之间存在明显的正相关性（MaasJ Verheij R.，2007）。

（二）空气污染的健康危害

人类活动或其他自然因素，改变了大气的组成，空气中可吸入颗粒物、二氧化硫、氧化亚氮和一氧化碳等危害人体健康的污染物增加，空气性质发生变化，导致空气污染。其中可吸入颗粒物中，空气动力学直径小于 $10\mu m$ 的颗粒（PM10）和空气动力学直径小于 $2.5\mu m$（PM 2.5），能够穿透肺泡参与血气交换，其本身伴有有毒重金属元素、多方环烃类化合物，甚至病毒和细菌等有毒、有害物质，可被人体吸收，对人体健康危害最大。近年来频发的雾霾天气，引发人们对大气污染健康影响的广泛关注。

周桔对大气环境污染的健康效应进行了回顾性研究。伦敦大雾事件中统计约 4000 人丧生，以后几个月内人口死亡率依然持续发展，该事件造成累计 12000 人死亡。此次事件后，英国反思空气污染造成的影响，颁布了世界上第一部空气污染防治法案《清洁空气法》。2000 年美国亚特兰大奥运会期间因采取交通管制，因哮喘引起的急性护理和住院数随着空气污染程度的降低而降低。2008 年我国北京奥运会期间，北京大气中 PM 2.5 浓度下降 41%，居民哮喘发病风险下降约 50%。著名的欧洲大气污染环境健康研究计划表明：空气中的中 PM 10 增加，会引发居民哮喘、慢性阻塞性肺病、心血管疾病的住院率的上升，空气中 PM 10 每增加 $10\mu g/m^3$ 总病死率日均增加 0.6%。美国的国家大气污染相关发病死亡的研究表明：PM 10 每增加 $10\mu g/m^3$，总死亡率增加 0.5%。1972 年，哈佛大学公共卫生学院选择美国东北部 6 个城市中的 8411 名居民的健康和生存状况，以及 6 个城市的空气污染物进行了长达 14—16 年的观测。"哈佛六城市"的研究发现，城市空气中 PM 2.5 颗粒物浓度与人群寿命缩短在统计学意义上高度关联。空气污染严重的城市同清洁城市相比，人均寿命预计减少将近 2 年。而对于美国来讲，如果能够根除癌症，人均寿命仅能延长 2 年。另外研究还提示，室内空气污染比室外空气污染对健康的影响更重要。肺癌、肺部疾病和心脏病的死亡人数在污染严重的城市比干净的城市高出 26%。美国癌症协会（ACS）从 1982 年开始的癌症预防研究计划的研究结果表明 PM 2.5 浓度每升高 10ug/m³，人群总死亡率和心肺疾病病死率分别增加 4.0% 和 7.0%—10μ%，进一步佐证了"哈佛六城市"的研究结论。

（三）环境污染引发卫生支出的增加

在工业化和城市化发展背景下，环境污染和资源消耗问题表现得极为突出，各类空气污染、水污染和土壤污染问题随处可见。据世界卫生组织（WHO）调查测算，我国环境污染引起的健康经济损害占居民疾病负担的 21%，每年过早死亡人数中，有 3 万人缘于室外空气污染，42 万人缘于室内空气污染。并且居民疾病中环境因素所占比重仍呈现上升趋势[3]。环境污染增加了疾病风险，从而引起了健康支出的增加。根据清华大学与亚行联合发布的《中国环境分析（2012）》报告显示：我国平均每年因大气污染引发的健康经济损失已达到 GDP 的 1.2%，公共服务供给不足的地区，所面临的环境健康风险问题更加严峻。我国对个人与政府社会责任界定的模糊更加剧了公共服务提供的不平衡。茅铭晨等人研究表明[4]，教育的供给能够改善人们的健康，同时具有减低健康支出的作用，建议政府重视对教育的投入。

（四）环境污染的健康风险评估机制

我国近年来环境污染健康损害事件时有发生，如2009年湖南浏阳的镉污染事件、陕西凤翔铅污染事件、甘肃徽县铅污染事件。这些污染事件呈现以下特点：一是受害者自己发现健康危害，经临床确认后向排污的嫌疑对象维权、申诉；二是政府和环保部门在事件发生后出面解决问题，但多遭遇公众对政府作为的"公信力"质疑；三是污染事件对附近的人群产生了严重的健康威胁，同时对政府财政和当地经济造成了很大损失，社会影响极其恶劣[5]。环境污染导致的慢性健康损害没有直接侵权行为，具有一定的时间滞后效应，受害人举证困难，《中华人民共和国环境保护法》无相应的损害赔偿的相关实施细则，对环境污染造成的间接的、潜在的和远期影响得不到赔偿。另外，环境污染事后造成的社会经济和健康损失的影响都是无法估量的，污染者本身常常无法负担得起污染造成的代价。

从居民健康角度出发，应该实施健康环境污染风险评估机制，以预防为主的策略，保护生态环境与居民健康。李克强总理曾经在中国环境宏观战略研究座谈会上指出，环境保护既是发展问题，也是民生问题。目前我国环境污染的健康损害事件的赔偿多以财产损失为主，健康损害考虑太少。我们有必要建立具有可操作性的政府环境法律责任制度，建立以公众健康风险防范为目标的环境标准体系（马可，2011），建立统一的环境健康风险评估机制。另外，要考虑公众的参与度，公众对环境保护的参与、关注和支持程度是衡量一个国家文明程度和社会进步的重要标志。

三、行为生活方式对健康的影响

关于行为、行为主义的理解是：行为是机体对外界环境刺激的反应，分为显性行为和隐性行为。行为是心理活动的外在表现，同时受环境因素的制约。社会学习理论认为，行为是机体在特定环境下通过自我调控和观察学习而形成的反应模式。认知学习理论认为，行为是机体对环境刺激经过一系列的认知活动后作出的适应性反应。而人本主义理论认为，行为是个体反映机体内在需要的外部活动。人类的行为在自我意识的调控下具有一定的能动性。生活方式就是在长期生活中养成的行为习惯。

很多健康问题背后隐藏着深刻的社会、文化、心理和行为的根源。"社会生态"理论将健康与疾病解释为人与环境相互作用的产物。社会因素与人们的行为紧密相伴，作用于健康和疾病的演变过程中。人们通过调整自己的行为来适应不断变化的环境，疾病被认为是环境适应失败或环境适应不良的结局，反之环境适应良好则意味着健康状态良好。

健康行为理论从人们的知识、态度、信念、动机、技巧和经历等方面进行健康研究，对健康行为进行解释，并对健康行为实施干预策略。与健康和疾病有关的行为被称为健康相关行为，按照行为对健康的影响，分为促进健康的行为和危害健康的行为。促进健康的行为，如：合理膳食、适量运动、规律的生活作息、定期体检，以及合理的求医行为等，这些都是维持健康的基本行为。危害健康的行为，如：吸烟、酗酒、缺乏体育锻炼、不合理的饮食行为，包括高盐、高脂、低纤维素饮食，以及不良进食习惯、嗜好有致癌倾向的食品等。

对于健康相关行为，可以通过行为管理的方法，培养和巩固健康行为，减少或摒弃危害健康的行为。很多慢性病可以通过改变不良的行为和生活方式得到预防和控制。如冠心病，可以通过戒烟、减少高脂食物摄入得到控制。目前健康服务的着眼点，往往强调医务人员对患者的治疗和康复责任，实际上这是一种被动的健康服务方式，更有效的方法是驱动每一个人的内在积极性，对自身的健康负责和努力，通过强调行为的自我调控，达到维护和促进健康的目的，这是一种成本效益极好的主动健康服务方式。

四、人口老龄化对健康的影响

随着社会经济的发展，全球人口数量增加，人口期望寿命延长，出现了历史上少有的人口老龄化问题。中国正经历快速人口老龄化进程，在过去的几十年里，人口老龄化进程不断加深，国家统计局公布的数据，2015 年年末，我国 60 岁及以上老年人口数量占总人口的 16.1%，65 岁及以上老年人口数量占总人口的 10.5%。而联合国的预测表明，未来 40 年里，中国 60 岁以上老年人规模将迅速增加，到 2030 年接近 3 亿，到 2050 年达到顶峰并突破 5 亿大关[6]。

（一）人口期望寿命

反映人群健康状况的指标最常用的是人口平均期望寿命，是一个基于生命表来衡量特定国家和地区人口健康状况的重要指标，与出生率和死亡率有着重要关系。中华人民共和国成立以前，中国人口平均预期寿命只有35岁。随着医疗卫生事业的发展，我国人口平均期望寿命不断增加。国家统计局报道，2010年我国人口平均预期寿命达到了74.83岁，2015年达到了76.34岁。在上海、北京、天津等东部发达地区的人均预期寿命均逾80岁。《"健康中国2030"规划纲要》提出，到2030年，人均期望寿命达到79岁。

随着近半个世纪以来人口平均期望寿命增加，人口结构快速呈现老龄化趋势，与老龄化相关的健康问题接踵而来，意味着人类寿命延长的同时个体带病生存时间延长了。Kramer认为，期望寿命的增长是延长了濒临死亡人群的生命，寿命延长或死亡率的下降会导致带病生存期和残障期的延长，因此，人口平均期望寿命增加后，出现了慢性病患病率和患病时间的延长。但也有人认为，随着医疗条件的改善，尽管发病率和残疾率可能会上升，但疾病的严重程度会下降，患重度疾病或残疾的年数与寿命的增长是同步的。

（二）人口健康期望寿命

另一反映人群健康状况的指标是人口健康期望寿命，它综合了死亡和非致死性伤残对人群健康的影响，能全面反映人群健康状况信息。1997年，WHO在《世界卫生报告》中指出：健康期望寿命比期望寿命更重要。2010 年 12 月，美国卫生与人类服务部正式发布"全民健康2020"计划，明确 3 种健康期望寿命指标：良好健康状况寿命年数（expected years of life in good or better health）、无活动受限寿命年数（expected years of life free of limitation of activity）、无特定慢性疾病寿命年数（expected years of life free of selected chronic diseases）。2015年，中国疾病预防控制中心发布了《中国居民健康状况报告技术手册（试用版）》，将健康预期寿命作为"人口增长与预期寿命"的指标之一列入其中。2017 年 2 月 14 日，国务院办公厅印发《中国防治慢性病中长期规划（2017—2025 年)》，提出发挥中医药在慢性病防治中的优势和作用。降低疾病负担，提高居民健康期望寿命，努力全方位、全周期保障人民健康。

崔芳芳等人研究了人群健康期望寿命的变化情况。研究结果显示，1990—2013 年，中国人口平均期望寿命增加 8.5 岁，而相比之下，健康期望寿命增加 7.4 岁。同期，全球人口平均期望寿命增加6.2 岁，而健康期望寿命增加 5.4 岁，表明人类延长的寿命中伴随着疾病和伤残的困扰。慢性病是影响健康期望寿命增加的主要因素，尤其是脑卒中、缺血性心脏病、COPD 和肿瘤。北京发布对于居民健康期望寿命的研究测算结果显示，北京市 18 岁组人群健康期望寿命为40.17 剩余年，男性为 43.40 剩余年，女性为 38.06 剩余年。这一结果意味着，一名 18 岁的北京人，预期可在健康状态下平均活到 58 岁以上。之后其生命可能会陷入疾病、残疾等非健康状态。

2013 年，中国 2.02 亿老年人口中有超过 100 万人（马冠生：《我国老龄化社会面临的机遇和挑战》）至少患有一种慢性非传染性疾病。

《2012年世界卫生组织全球疾病负担评估》报告显示，中国45%的伤残调整寿命是由60岁及以上的老年人健康问题所导致的。吸烟、过量饮酒、身体活动不足和高盐、高脂等不健康饮食是慢性病发生、发展的主要危险因素。经济社会快速转型发展，给人们带来的工作、生活压力对健康造成的影响也不容忽视。

（三）积极应对健康老龄化的措施

积极应对人口老龄化是全球的共同策略选择。

《国民营养计划（2017—2030年）》提出六大行动：生命早期1000天营养健康行动、学生营养改善行动、老年人群营养改善行动、临床营养行动、贫困地区营养干预行动、吃动平衡行动。2016年，中国营养学会根据老年人的生理特点，修订了《中国老年人膳食指南》，从四方面对老年人膳食作出了关键推荐：第一：少量多餐细软，预防营养缺乏；第二，主动足量饮水，积极户外活动；第三，延缓肌肉衰减，维持适宜体重；第四，摄入充足食物，鼓励陪伴进餐。

五、慢性病防控的系统性工程

慢性病防控属于系统性工程，需要融合基础医学、临床医学、预防医学、康复医学等学科发展最新成果，需要动员全社会参与，从生物、心理、社会、环境等多层次、多角度入手，贯彻预防为主的理念，加强危险因素的控制，实现慢性病防控，才是解决当前诸多看病难和看病贵的难题，才是促进医疗保险制度可持续发展，实现全民健康的必由之路。

（一）全球慢性病防控策略

1978年，世界卫生组织召开的初级卫生大会上，提出"2000年人人享有卫生保健"的发展战略目标。1986年的《渥太华宪章》提出健康促进的概念，不仅通过健康教育的手段改变人们的不良行为，更为重要的是通过政府、多部门、社会组织、社区和居民的广泛参与，促进以保障人民健康为中心的公共政策，创建维护和促进健康的环境。1997年，WHO提出慢性病防控重点在于预防，通过控制吸烟、减少有害使用酒精、饮食不合理和体力活动不足作为主要干预内容。

2000年的第53届世界卫生大会上提出，心血管病、癌症、慢阻肺和糖尿病存在与生活方式有关的共同可预防的危险因素：烟草使用、不健康的饮食和缺少身体活动，将监测、健康促进和加强卫生保健作为全球防控慢性病的策略。2002年，在导致全球疾病负担的26个主要危险因素中，重新确定了最重要的10个全球危险因素，包括：儿童和母亲低体重、不安全的性行为、高血压、吸烟、饮酒、不安全的饮用水和卫生问题、高胆固醇、固体燃料引起的室内烟气污染、铁缺乏和肥胖。

2011年，第66届联合国大会召开预防和控制非传染性疾病的高级别会议，会议通过《政治宣言》，提出预防工作必须是全球防治慢性病对策的基石。除了发挥政府主导作用，还需要多部门采取措施，酌情融入卫生工作。大会还通过《全球非传染性疾病预防和控制综合监测框架（含指标）和自愿性目标》，监测框架指标包括3方面，25

个指标：（1）死亡率和发病率：30—70 岁人群心血管疾病、癌症、糖尿病和慢性呼吸系统疾病死亡概率，每 10 万人口癌症发病率（按癌症类别）；（2）危险因素暴露：有害酒精使用、蔬菜和水果摄入、身体活动、盐或钠的摄入、饱和脂肪酸摄入、血糖升高或糖尿病、血压升高、体重超重或肥胖、总胆固醇升高和烟草的使用等指标；（3）国家系统的应对：心血管疾病药物预防和咨询、慢性病基本药物和技术、宫颈癌筛查、接种人乳头瘤病毒疫苗和乙肝疫苗、姑息治疗、制定政策在食品供应中不使用部分氢化植物油、制定政策减少对儿童的食品营销等指标。2013 年 5 月，第 66 届世界卫生大会上通过《预防控制非传染性疾病全球行动计划（2013～2020）》。2013 年第八届健康促进大会上通过《赫尔辛基宣言》和《实施"将健康融入所有政策"的国家行动框架》，认为"将健康融入所有政策"是一种公共政策的制定方法。要求各国重视健康的社会决定因素，为实施将健康融入所有政策提供组织和技术保障。

2015 年，联合国颁布可持续发展议程，慢性病是影响可持续发展重大挑战，承诺到 2030 年时，将所有可预防的死亡减至零[7]。相关国家的实践经验表明：预防工作的关键在于社会变革、政策决策、不同机构的联合行动和公众的行为与医院相互影响与关联。

（二）我国慢性病防控策略

我国先后举办"慢性病综合防控示范区"、出台《中国慢性病防控工作规划（2012—2015 年）》，提出各地要切实践行"将健康融入所有政策"的理念。2009 年我国实施新医改政策，保基本、强基层、建机制的改革目标，为慢性病防控带来了新机遇。慢性病防控需要树立大卫生观念，需要政府各部门和全社会的协同努力，逐渐形成维护健康是政府、社会和个人共同的责任。但是目前来看，我国慢性病防控健康融入所有政策的行动尚处于起步阶段，缺乏国家级健康促进的顶层设计，多部门合作制度基础不牢，有待加强建立有效的多部门协调机制与合作平台，缺乏可持续的慢性病防控联合筹资机制等。健康融入所有政策的核心是确定其他部门可以采取行动的健康社会决定因素，通过改进这些因素来促进公众健康，通过评价跨部门合作和政策制定的效果，总结经验推广实施。

近年来我国设立了癌症早诊早治的专项经费投入，中央财政投入从 2005 年的 500 万元增加到 2010 年的亿元，但是，针对慢性病危险因素的预防控制，大多未列入财政预算。2010 年用于慢性病预防的费用仅占慢性病卫生费用的 1.26%。建议我国增加慢性病危险因素防控的预防性投入。增加"健康损害税"，拓宽慢性病防控的筹资渠道。成立健康风险评估机构，对任何可能影响健康的政策和政策实施情况进行评估。

基于慢性病的危险因素极其复杂，社区卫生服务机构是开展慢性病防控的最佳干预场所。但是到目前为止，我国基层医疗卫生机构没有真正承担起居民健康"守门人"的职责，以基层医疗机构为主体，以社区预防保健为重心的慢性病防控模式没有真正建立起来，基层医疗卫生机构在慢性病防控中的基础地位没有建立起来。

（三）慢性病防控需注意的非技术性因素

临床与公共卫生的割裂、临床分科越来越细化，专业之间的联系与沟通缺乏，均不利于具有多发危险因素的慢性病防控工作的深入开展。另外就是基层医疗卫生服务组织网络体系的健全程度不够。

慢性病防控需要超越资本的逻辑（张锦英等，2017）。慢性病防控的总体趋势应该是从治疗为主转向预防为主。但是20世纪后期，医学市场化改革，使得资本运营介入医学，在资本逻辑的推动下，医学发展产生了明显的逐利行为，医院的公益性受到严重影响。技术主体化成为资本逐利的核心力量。慢性病防控中的过度治疗和过度干预，成为一种典型的集体无意识和不负责任的医疗行为，究其根源就是资本逻辑操控下的局部有规则、总体无秩序。区域性意识挟持了整体医学的发展。当今慢性病防控涉及技术、资本和人文之间的张力平衡。因此，需要改变价格制度，调整医疗激励机制，促进建立以健康为中心的慢性病防控运行机制。

第三节　整合医疗与卫生系统效率提升

党的十九大指出，全面建立中国特色的医疗卫生制度和优质高效的医疗卫生服务体系，加强基层医疗卫生服务体系和全科医生队伍建设，不断提高人民健康水平，推进健康中国建设。在2009年新医改之后，我国实施了一系列强基层的政策措施，通过基本公共卫生服务均等化、推行分级诊疗和医疗联合体制度，基层医疗卫生服务力量逐渐得到改善，但是以健康为中心的服务体系和服务模式依然没有得到有效的建立，医疗卫生服务体系碎片化状态没有扭转，对实现基层健康驱动型服务模式转型尚不具备制度基础和管理条件。社会医疗保险制度背景下，以健康为中心的激励约束机制和健康服务价值网络没有建立起来，利益相关方之间的利益协调机制尚不清晰。世界上许多发达国家的医疗卫生服务体系也与我国相似，难以形成多层次的医疗与预防、治疗与康复协调一致的协作机制。

一、医疗卫生服务体系的碎片化

（一）医疗卫生服务体系碎片化的原因

医学科学的发展越来越实现了科学化的愿望，医学知识和理论越来越系统化，分科越来越细，医疗卫生服务越来越专业化，而医疗卫生服务体系却越来越呈现碎片化状态，最终脱离了人的整体健康追求，限于局部的问题，导致整个卫生系统消耗了大量的资源却离整体健康追求的目标越来越远。

（二）医疗卫生服务体系碎片化的影响

医疗卫生服务体系碎片化的影响有两方面：一是无法站到整体健康的高度，按照系统化和辩证思维的模式，提出有效的健康维护手段，导致医疗卫生措施的有效性降低；二是碎片化的服务，前后服务提供不连续、检查治疗信息沟通不畅，导致大量不必要的重复检查、重复治疗，增加了患者、家庭和全社会的负担。医疗卫生服务体系碎片化，一方面造成了服务提供质量差，另一方面消耗了高额的医疗卫生资源，这是一个低效率的医疗卫生服务系统。为提升整个医疗卫生服务系统的效率，有必要按照整体健康的需求，对碎片化的服务进行整合。

二、整合医学与卫生系统效率的提升

2018 年 3 月，国家卫生健康委员会发布《关于巩固破除以药补医成果，持续深化公立医院综合改革的通知》中提出，为全面落实党的十九大精神，坚持以人民健康为中心、以问题为导向，全面取消以药补医，健全现代医院管理制度。主要举措之一为：全面落实医疗服务体系规划，合理布局公立医院的数量和规模，建立优质高效、上下贯通的整合型医疗服务体系。

（一）整合医学与整体医疗

整合医学是我国学者（樊代明）率先在国际上提出的一种全新医学发展观和方法论。全科医学强调的是以人的健康为中心的整合医学模式。整合医学是围绕人的健康，将预防医学、临床医学、康复医学和人文社会科学进行优化整合，从人的整体健康出发，利用各学科最先进的理论、知识与技术，形成更加符合人体健康需要，适合疾病诊断治疗的医学体系，最终达到最优化的健康服务效果。

医学是针对人的整体的，是涉及全局性的。整合医学是解决当前医学分科过细，难以综合解决复杂全局性健康需要的一种思维模式、知识体系和策略措施，是能够有效解决整体健康问题的一种途径。整合医学要求将人的健康问题置于动态、复杂的时空概念中，综合考虑生物、心理、社会和环境因素对健康的影响，整合了临床医学专科中的有效经验，以人为本，高效率、低成本提供以健康为中心的理想策略措施。

整合医学指导下的整体医疗为全科医学的发展指明了方向，提供了机遇。具备整体观念和整合素养的全科医生可以为所辖社区居民提供以健康为中心的整体医疗服务。

（二）整合医疗与卫生服务体系效率

许多国家采取措施进行医疗卫生系统的整合，英国提出整合、合作理念，美国采取健康管理组织，德国实施疾病管理计划，都是从整体医疗的理念出发，推动医疗卫生服务体系的效率提升之举。

英国是全世界公认的推行全科医生制度最为成熟的国家，在全科医生制度的影响下，妇女、儿童、老年人、慢性病和精神病病人得到很好的整合式医疗服务照顾，用占 GDP 8%—10% 的医疗卫生费用，满足了国民 90% 的医疗卫生服务需求，居民期望寿命、孕产妇死亡率和婴儿死亡率等反映人群健康状况的指标也名列世界前茅，使英国国家健康服务体系（National Health System，NHS）成为世界上最具成本效益的医疗卫生服务体系。

（三）整体医疗与健康服务质量

用整合医学理念培养的新型全科医生是帮助所辖社区居民整合各种健康保健要素，帮助患者整合所需医疗卫生资源的专业健康代理人，避免患者面对专科的信息搜寻成本和试错成本，避免盲目会诊的资源浪费。以整合医学理念培养的全科医生是高层次的健康服务提供者和管理者，采用生物、心理、社会、环境和人文学科的理论和观点，向居民提供综合、连续、经济、有效的卫生保健服务，对人的健康进行全方位的责任式管理，是一种高质量的健康服务模式。

2012年7月—2014年12月，在重庆黔江的农村地区进行了一项综合干预研究，尝试通过跨学科团队、多机构服务路径和基于绩效的集团总额预付三种干预措施的配合，改变区乡两级高血压、糖尿病服务与管理人员的行为模式，提高服务质量。唐文熙等人的研究结果表明：在纵向整合中，供方的协作行为占有极为重要的地位，整合服务提供方式有助于提高多级服务的连续性，从而改善高血压患者的服务质量。

本章参考文献

［1］Jennifer E. DeVoe，等．健康的社会决定因素在初级卫生保健中的融入路径［J］．中国全科医学．2016；19（8）：2617–2618.

［2］谭少华，郭剑峰，赵万民．城市自然环境缓解精神压力和疲劳恢复研究进展［J］．地域研究与开发．2010，29（4）：55–60.

［3］王春霞，朱利中，江桂斌．环境化学学科前沿与展望［M］．北京：科学出版社，2011.679－680.

［4］茅铭晨，黄金印．环境污染与公共服务对健康支出的影响［J］．财经论坛，2016（1）：97－104.

［5］吕忠梅．中国环境污染对健康损害的成因与对策［J］．前进论坛，2011（9）：53－55.

［6］孙鹃娟，高秀文．国际比较中的中国人口老龄化：趋势、特点及建议［J］．教学与研究.2018（5）：59.

［7］张勇，白稚敏，邵月琴等，新千年发展目标框架下的全球慢性病防控政策的回顾与建议［J］．中国慢性病预防与控制.2016，24（8）：629－632.

第三章

"健康驱动型"服务模式转型的服务提供者动力机制

国家卫生健康委员会副主任曾益新多次指出：解决"看病难"的关键在于"强基层"，"强基层"的关键在于强全科医疗。具备整合医学素养的全科医生是居民健康的"守门人"，是在医学分科越来越细的今天，医疗服务碎片化的背景下，成为最有可能推动健康驱动型服务模式转型的核心力量。在未来以人为本和以健康为中心的医疗卫生服务体系构建中，将发挥更多重要职能。世界卫生组织曾断言："任何国家的医疗卫生系统若不是以接受过良好训练的全科医生为基础，注定要付出高昂的代价。"全科医生应该处于医疗卫生服务体系中非常重要的位置。

第一节 我国全科医生的需求与供给状况

我国全科医生队伍数量严重不足、全科医生整体服务水平不高，全科医生培养体系不健全，难以承担起健康"守门人"的职责和角色。

一、全科医生需求量

20 世纪 80 年代后期，全科医学概念被引入我国。1989 年 11 月，在北京召开了第一届国际全科医学学术会议，同一年成立了北京全科医学会，并在首都医科大学成立了国内首家全科医师培训中心。1993 年 11 月中华医学会全科医学分会成立。1997 年《中共中央、国务院关于卫生改革与发展的决定》作出"加快发展全科医学，培养全科医生"的重要决策。1999 年 12 月，卫生部召开了"全国全科医学教育工作会议"。2009 年 3 月出台的《中共中央 国务院关于深化医药卫生体制自改革的意见》中，强调加强基层卫生人才队伍建设，特别是全科医生的培养培训。2010 年 3 月，国家发展改革委、卫生部等六部委印发的《以全科医生为重点的基层医疗卫生队伍建设规划》提出，到 2020 年，通过多种途径培养 30 万名全科医生，逐步形成一支数量适宜、质量较高、结构合理、适应基本医疗卫生制度需要的基层医疗卫生队伍。2011 年 7 月，国务院发布《关于建立全科医生制度的指导意见》。

在英国，平均每名全科医生负责 1562 名患者[1]。2017 年 11 月 20 日，十九届中央全面深化改革领导小组第一次会议，审议通过《关于改革和完善全科医生培养与使用激励机制的意见》，并于 2018 年 1 月 24 日颁布实施。该意见明确提出，到 2020 年城乡每万名居民拥有 2—

3名合格的全科医生；到2030年，城乡每万名居民拥有5名合格的全科医生，全科医生队伍基本满足健康中国建设的需求。

2017年年底，我国培训合格的全科医生达25.3万人，每万人口拥有全科医生1.8人。5年来全科医生数量增长1倍。按照国际上每万名居民拥有5—6名全科医生的标准计算，我国至少需要50万名全科医生，我国全科医生的数量还远远无法满足广大人民群众的健康服务需要，全科医生的地域分布不均衡，江苏、上海、北京、浙江等4省（市）每万人口全科医生数量高于3人，陕西、江西、辽宁等7省份每万人口全科医生数量仍低于1人，21个省份的全科医生数量处于全国平均水平之下，包括山东、河南、四川等人口大省（张雁灵，中国医师协会会长，2018）。

二、全科医生人力资源供给现状

我国全科医生制度起步晚，具有中国特色的完善统一的全科医生培养体系仍未成熟。原国家卫生部于2000年颁发了《全科医师规范化培训大纲（试行）》和《全科医师规范化培训试行办法》。2011年国务院发布的《关于建立全科医生制度的指导意见》，明确提出全科医生培养的"5+3"模式，即先接受5年的临床医学（含中医学）的本科教育，再接受3年的全科医生规范化培养。

据原国家卫生计生委统计，截止到2012年底，我国拥有全科医生11万人，占执业（助理）医师的4.2%，每万人口拥有全科医生0.89人。2016年底，我国注册执业的全科医生共有20.9万名，占执业

（助理）医师的6.6%（而发达国家一般为30%以上，英国、加拿大等国家则达到50%左右），每万人口拥有全科医生1.51名。2017年年底，我国培训合格的全科医生达25.3万人，每万人口拥有全科医生1.8人。

近年来，我国全科医生培养体系逐步完善，院校全科医学教育不断深化，全科医生培养的数量和质量不断提高。全科医生是居民健康和医疗费用控制的"守门人"，是推进家庭医生签约服务、建立分级诊疗制度的关键，承担着我国医疗卫生体制改革生力军的作用，可是目前我国全科医生供给严重不足，尚无法满足广大人民群众和全社会的需求，需要加快全科医生的培养，为健康中国建设夯实人力基础。

第二节 全科医生岗位胜任力模型

全科医生作为居民的健康守门人，在英国，全科医生数量占医生总数的50%，美国也达到了34%，而我国全科医生数量只占6.6%。全科医生数量有很大缺口的同时，对于全科医生服务质量而言，全科医生常被老百姓认为是水平不高的"万金油"大夫。一方面说明人民群众对全科医生的误解，另一方面也深刻反映了理论和实践层面对全科医生职责、功能定位认识的模糊性，对全科医生的服务质量尚未得到广泛的认可。另外，从教育教学层面，对全科医生培养内涵的认知有待加强。为此，课题组针对全科医生培养模式进行深入研究，为加快全科医生培养数量、提高培养质量提供依据，以尽快满足广大居民日益增长的健康服务需要。

一、全科医生岗位胜任力研究概述

在健康驱动型服务模式要求下，全科医生不仅仅是初级卫生保健服务的提供者，而且是从健康维护到疾病预防、诊断、治疗、康复等知识、技术、信息和工作网络社会资本等卫生保健资源的有机整合者。2002年，世界全科医师组织（WONCA）界定了全科医师需要具备的核心能力包括：基层保健管理能力、以病人为中心的照顾能力、解决具体临床问题的技能、综合性服务能力、以社区为导向的服务能力和全面提供整体服务能力6方面[2]，并提出在应用时应考虑情景、态度和科学3方面的背景。

加拿大皇家内科和外科学会发布的《加拿大医生胜任力架构》提出医生的7大核心胜任角色：医学专家、沟通、合作、管理、健康促进、学者以及医生，同时要求具备较高的道德水平，以良好的道德规范为居民和社会服务，随时接受行业的监管。

英国皇家全科医师学会根据欧洲全科医学定义，制定了英国全科医生的培养大纲，明确要求全科医生需要具备的核心能力，包括：基本卫生保健管理能力、专业解决问题能力、综合与整体的方法、全面社区服务。

美国毕业后医学教育认证委员会批准的全科医学住院医师培养大纲中提出家庭医生应具备的基本能力：对患者管理、以病人为中心的照顾、人性化诊疗、应用循证医学、多方式与病人交流、利用计算机网络平台提供医疗保健服务、基于病人需要灵活提供访问、小组访问相同/相近的病人、高水平的团队合作和人际交往、财务管理等事项基本能力。

国内全科医生岗位胜任力研究起步较晚，金丽娇、董海娜、杨秀木等人分别对全科医生的岗位胜任力提出了具体的指标体系。大多是基于规范性研究基础上构建理论框架，没有在实践中进行检验。

课题组在综合国内外文献研究基础上，结合专家咨询，提出全科医生岗位胜任力模型的研究，以对全科医生培养提供理论指导。

二、全科医生岗位胜任力模型构建

全科医生是未来我国基层医疗卫生机构的服务主体和骨干力量，目前我国全科医生数量缺口大，服务能力有待进一步提升。对全科医生的人才培养提出了较高要求。然而，过去习惯了以专科模式进行医学教育的体系，如何有机整合各学科的知识和理论，培养有整合医学素养和能力的全科医生面临重大挑战。课题组针对当前全科医生培养急需的基本理论进行研究，提出全科医生岗位胜任力研究（韩颖，王晶，郑建中等，2016、2017）。

课题组在广泛查阅文献的基础上，采用专家咨询法，分别研究能反映全科医生岗位胜任力的评价指标体系和相应的权重系数。建立了包含4个一级指标、11个二级指标和57个三级指标的全科医生岗位胜任力评价指标体系。4个一级指标分别为：基本医疗服务能力、公共卫生服务能力、人文执业能力和教育学习能力，其权重系数分别为

0.4829、0.2957、0.1297 和 0.1817。在二级指标中，组合权重排在前三位的分别为临床诊疗技能 (0.1932)、综合医疗服务能力 (0.1932) 和预防服务能力 (0.1817)，排在后三位的是教学科研能力 (0.0183)、医学人文关怀 (0.0324) 和医学执业素养 (0.0324)。三级指标中，组合权重排在前三位的分别是首诊与转诊服务 (0.0666)、常见病/多发病的诊断与处理 (0.0514)、家庭医疗及健康评估服务 (0.0406)，排在后三位的是医学经济决策能力 (0.0016)、批判性思维能力 (0.0020) 和医学法学能力 (0.0030)、教学与培训评估/评价 (0.0030)、科研调研能力 (0.0030)。

三、全科医生岗位胜任力模型实证

对课题组利用德尔菲法构建的全科医生岗位胜任力评价指标体系进行实证研究。利用太原市 28 家社区卫生服务中心/站的 145 名全科医生调查数据进行分析，对指标体系的信度进行研究，总体指标体系的克朗巴赫系数为 0.982，其中四个一级指标的克朗巴赫系数分别为：基本医疗服务能力 0.960，公共卫生服务能力 0.960，人文执业能力 0.926，教育学习能力为 0.918。

克朗巴赫系数是指量表所有可能的项目划分方法得到的折半信度系数的平均值，是最常用的信度测量方法。值在 0 和 1 之间。如果 α 系数不超过 0.6，一般认为内部一致信度不足；达到 0.7—0.8 时表示量表具有相当的信度，达 0.8—0.9 时说明量表信度非常好。本次研究的全科医生岗位胜任力的总体信度和四个一级指标的信度系数均达到了满意的范围。

对构建的指标体系进行效度分析的结果，三级指标与二级指标、二级指标与一级指标之间的相关系数分析发现，其相关系数均大于0.5。采用探索性因子分析发现探索性因子分析提取的4个共同因子，总的累计方差贡献率达到67%，对指标体系构建的结构方程拟合度较为满意。

对指标体系测量的区分度进行研究，发现27%的高分组指标体系测量得分，在总体得分和四个一级指标维度的得分均高于27%的低分组。说明构建的指标体系对不同岗位胜任力的全科医生进行评价具有良好的区分度。

综上所述，课题组构建了一套指标体系结构明朗、内容简洁、用词具体易懂，且有良好的信度、效度和区分度的全科医生岗位胜任力评价指标体系，可用于全科医生人才培养、考核评价等方面，对促进全科医学教育，加快全科医生培养具有重要意义。

第三节 全科医生的激励机制研究

全科医生又被称为家庭医生。推动全科医生的健康驱动型服务模式的转型，关键在于建立激励与约束相融的全科医生激励机制。

一、家庭医生签约服务

转变基层医疗卫生服务模式，实行家庭医生签约服务，强化基层医疗卫生服务网络功能，是深化医疗卫生体制改革的重要任务，也是新形势下更好维护人民群众健康的重要途径。2016 年 6 月 6 日，由国务院医改办、国家卫生计生委、国家发展改革委、民政部、财政部、人力资源社会保障部和国家中医药管理局七部委联合发布《关于推进家庭医生签约服务的指导意见》，自 2016 年 6 月 6 日起实施。要求 2017 年，家庭医生签约服务覆盖率达到 30% 以上，重点人群签约服务覆盖率达到 60% 以上。到 2020 年，力争将签约服务扩大到全人群，形成长期稳定的契约服务关系，基本实现家庭医生签约服务制度的全覆盖。

全科医生与社区居民建立签约服务关系，是全科医生团队提供基本医疗卫生服务的执业方式。全科医生签约服务是以社区卫生服务机构（乡镇卫生院）为平台，委托具备临床诊疗和开展公共卫生服务工作经历的全科医生为签约第一责任人，以县级医疗机构为支撑，以全科签约服务团队的形式，因地制宜地为居民提供综合、连续、可及、经济、安全、有效、个性化的健康服务。

全科医生的签约服务对象可以先从重点人群开始，包括孕产妇、老年人、慢性病病人、儿童、精神病病人和残疾人等，随后逐步覆盖全人群。

全科医生签约服务的内容体现以健康为中心的服务。签约意味着全科医生与居民建立了合法的医疗服务合同关系，全科医生提供约定的基本医疗卫生服务，包括对签约居民提供针对性的健康管理服务，为签约居民建立电子化健康档案，并进行动态管理，家庭医生定期了解签约居民的健康状况和服务需求。主动实施慢性病干预、妇幼保健、健康教育、预约出诊、家庭病床服务，以及提供转诊、会诊和疾病康复，将基本公共卫生服务纳入全科医生职责范围。

签约服务周期一般为 1 年。签约到期后，双方可以重新签订协议或续约。

二、家庭医生服务的激励机制

在英国，全科医生管理着大量的病人，专科医生掌握着高精尖医疗技术，全科医生与专科医生的收入不相上下，甚至高于专科医生。而在我国全科医生收入水平不高，地位远远无法与专科医生相提并论，全科医生常常与低水平服务、低收入相联系。全科医生激励机制的建立关键在于增强全科医生的岗位吸引力，同时需要防止因负性激励导致的道德风险。

1911 年，英国颁布《保险法案》，保证了全科医生能从国家得到最基本的收入，使他们的权益合法化。全科医生向当地登记注册工人提供基本医疗服务，加上私人诊疗费用，全科医生的收入足以让他们过上传统中产阶级的生活，而不需要效仿专科医生。20 世纪 80 年代，以撒切尔夫人为代表的英国政府通过"内部市场机制"的改革，目的是为了转变政府职能，提高生产要素的自由流动，此时全科医生不再是受雇于政府的国民健康服务体系（National Health System，NHS）的自由执业者，政府作为服务购买方，建立市场竞争机制促进全科医生改善服务质量、提高服务效率。

2018 年 1 月，国务院发布的《关于改革完善全科医生培养与使用激励机制的意见》指出，从三个方面改革完善全科医生培养与使用激励机制。签约服务费作为家庭医生团队所在基层医疗卫生机构收入组成部分，可用于人员薪酬分配。意味着政府为提高全科医生薪酬待遇打开了一条特殊通道，让全科医生通过签约服务获得更多收入。全科医生签约服务的居民数量越多，服务质量越好，收入就会越高。通过多劳多得、优劳优酬的导向激励全科医生的工作积极性。

近年来，我国通过加大财政投入，保障全科医生的基本待遇，但是没有起到激励的作用，工作积极性没有调动起来。《关于改革完善全科医生培养与使用激励机制的意见》指出，鼓励社会力量举办全科诊所，规划布局不对全科诊所的设置作出限制，实行市场调节。对符合条件的，按规定纳入医保定点范围。政府希望通过购买服务、引入市场机制的方式，激励全科医生改进服务模式，提高服务质量。

三、全科医生支付方式

全科医生支付方式是全科医生制度建设中需要研究的重要问题，全科医生支付方式直接影响其服务提供行为，对服务提供数量、服务提供质量、费用控制、服务效率、公平及结果产出等产生重要影响[3]。我国大部分地区对全科医生实施基本工资加绩效工资的薪酬制度，但是绩效工资总额有限，与工作量之间的关联不紧密，难以体现全科医生的技术与劳务价值，需要进一步探讨全科医生的支付机制改革。

（一）按人头付费

健康驱动型服务模式的本质，是通过综合、连续的以健康为中心的服务模式的优化选择实现的，并且健康状态的维持和改善，常常具有一定的时间滞后效应，因此医患之间是一种相对长期、稳定的责任式医疗照顾服务。针对全科医生不适合采取项目付费方式管理，较适宜的付费方式是一种按人头的打包付费。

1911 年，英国颁布《国民保险法》，强制雇员与全科医生签订协议，由全科医生提供基本医疗服务，并以人头费的形式获得补偿。1946 年，英国《国民卫生服务法》，由政府向全科医生购买初级卫生保健服务，采取按人头付费的方式正式实施。后来，随着医疗服务质量和效率低下问题，英国开始探索以"按人头付费"为主的"按服务项目付费"。2004 年以后，引入绩效支付的付费方式，对签约服务医生采取"购买服务内容＋购买服务质量"的混合支付方式。根据对质量和结果框架相关指标的考核，进行额外支付，通过考核，可以使全科医生的收入增加15%—20%，或者根据增值服务获得全国统一标准的偿付费用。为了减轻政府的医疗支出负担和控制医疗费用过快上涨，2012 年 3 月，英国政府制定《卫生和社会保健法案》，明确全科医生作为英国国民健康服务体系的基金持有者，组成医疗费用风险承担组织"全科医生联盟"，代表患者购买医疗服务，政府按人头支付联盟预算，全科医生联盟根据患者的使用情况向其他医疗服务提供方付费。

2017 年 6 月，国务院办公厅印发《关于进一步深化基本医疗保险支付方式改革的指导意见》提出，要针对不同医疗服务特点，推进医保支付方式分类改革。对住院医疗服务，主要按病种、按疾病诊断相关分组付费，长期、慢性病住院医疗服务可按床日付费；对基层医疗服务，可按人头付费，积极探索将按人头付费与慢性病管理相结合；对不宜打包付费的复杂病例和门诊费用，可按项目付费；探索符合中医药服务特点的支付方式。要强化医保对医疗行为的监管，将监管重点从医疗费用控制转向医疗费用和医疗质量双控制。

（二）按绩效支付

按绩效支付制度成为国际上全科医生支付的发展趋势，通过制定一套反映全科医生服务质量的指标体系和评价标准，通过综合评分衡量全科医生的服务质量，包括组织管理和患者体验等绩效指标，对全科医生的诊疗过程和健康产出指标进行考核。2004 年 4 月 1 日，英国全科服务合同中引入按质量结果付费，对提供高质量服务的全科诊所进行奖励。目前按人头支付的基本服务费用约占全科诊所收入的 75%，绩效收入占 20%，还有 5% 是特殊服务费用。

绩效收入的 20%，按照质量与结果框架（Quality and Outcomes Framework，QOF）计算，通过一套能反映全科医生服务质量的指标和评分体系，综合评分，给予全科医生奖励性收入。2004 年 QOF 刚开始实施时，包含临床、组织、患者体验和附加服务 4 个领域的 146 个指标，共计1050分。2014—2015年度，经过修订和调整之后的QOF仅有临床和公共卫生两个领域的81个指标，共计559分。

QOF的顺利实施，需要强大的信息系统支持。全科服务数据提取系统从全科临床信息系统提取所需要的指标数据，并上报给质量计算报告系统。QOF系统有利于对全科服务进行标准化，有利于减少不同地区初级卫生保健的服务差异。

但是也有批评者认为QOF体系是结果导向而非价值导向的，无法实现以病人需求为中心，忽略了全科医生服务方式和服务人群健康结果的难以测量性，预防保健和健康促进作为全科服务最重要的一部分内容，在QOF指标中体现过少，无法引导全科医生把工作重心放到预防保健和健康促进等成本效果更好、有利于改善健康结果的服务上来。

（三）混合支付方式

任何一种单一的支付方式都难以达到基层卫生服务提供的理性目标。目前医保的"混合支付方式"是各国对全科医生支付的普遍做法和方向，与对专科医生的支付方式采取疾病诊断相关分组的支付方式不同，采取工资制、按项目付费、按人头付费、按绩效付费、一体化付费等混合付费方式，能够更好地激励全科医生提供服务的积极性，监督和约束全科医生的服务行为，达到提高质量、控制医疗服务费用，提高卫生系统绩效的目的。伴随支付方式的改革，绩效考核评价机制和以健康档案为核心的信息化建设发挥着重要作用。

（四）居民用脚投票

为了鼓励竞争，提高全科医生服务质量，有必要鼓励一定范围内的竞争机制，居民有权根据全科医生的声誉或奖惩信息自由选择自己的注册全科医生，为全科医生和居民之间进行的重复博弈提供条件。在全科医生提供服务的范围内形成居民用脚投票的服务竞争机制。

四、全科医生的激励框架

全科医生提供以健康为中心的服务，实际上是根据服务对象的具体健康状况，统筹思考生理、心理、社会和环境层面的多维度健康影响因素和所有可用的有效服务措施，然后进行资源的优化组合，寻求健康维护最佳路径的过程。全科医生开展工作时重点考虑两个要素：一是最小投入成本，二是最大健康产出效应。在全科医生考核评价措施中，提示我们关注两个问题，即：维护人群健康的成本和健康效应。问题麻烦之处在于不同健康状况的人消耗的保健资源和获得健康效应之间的可比性，另外健康效应的显现具有一定的时间滞后效应。为了避免负性激励，建议在全科医生的考核评价措施中，要建立与健康维护和疾病预防规律相吻合的、符合全科医生内在工作机制和内在追求相适应的考核评价系统。建议将以下几个方面的指标纳入全科医生考核评价的激励框架中：

1. 服务人口数量：全科医生签约服务居民数量体现全科医生工作量的大小，签约居民数量应作为重要因素参与全科医生激励机制设计。

2. 服务人口的基础健康信息：基础健康状态差的人，全科医生的工作量会增加，为了避免全科医生签约服务避重就轻的道德风险，服务人口的基础健康状态应该根据工作难易程度赋予一定的分值作为签约居民的第一权重，参与全科医生激励机制设计。

3. 服务提供的时间：居民健康效应的获得、巩固和维护，是长期开展预防保健服务、健康管理的效果。居民健康效应持续维持的时间，应该成为签约居民的第二权重，发挥全科医生的激励作用。

4. 服务成本投入：居民健康维护需要投入的成本，可以用居民维护健康所需要的医疗、预防、保健的投入综合计算。

5. 服务人口的健康效应：考核周期内居民健康状况的改善程度是全科医生重要的工作绩效测量指标。

以上仅仅从逻辑角度提出了用于全科医生激励的考核评价指标体系框架。但是具体评价指标体系如何选取、权重如何确定是非常复杂的过程，还需要进一步深入研究。

第四节　全科医生的适宜服务模式

一、全科医生的适宜服务内容

全科医生是在全科医学理论指导下，以人为本提供以健康为中心的服务内容。服务对象包括健康人群、亚健康人群、需要疾病治疗或康复的患者，全科医生提供从摇篮到坟墓的全人群、全生命周期的健康服务。在整合医学指导下的全科医生，为居民提供的是综合健康管理服务。

（一）健康管理

1929 年美国蓝十字和蓝盾公司在进行疾病管理实践中提出了健康管理的概念。美国健康维护组织逐步形成对健康进行系统化管理的健康观和健康理念。20 世纪末，健康管理理念被引入我国。近几年，逐渐作为一个新兴的行业开始发展，以促进从源头上解决国民健康问题的途径不断得到深入研究。

健康管理学作为一门学科的提出是最近 20 多年的事情。通过对一个人健康状况和影响健康的危险因素进行全面的监测、收集健康和健康危险因素的一系列相关信息，对影响健康的各种危险因素进行分析、评估、反馈，并提供健康相关的咨询、行为干预，指导健康文明的科学生活方式。体现了预防为主和以健康为中心的综合干预特点，对成功阻断、延缓，甚至逆转疾病的发生和发展的进程，作出贡献。

建设健康中国，必须从源头上、从整个人群的健康需要出发，即全人群、全生命周期的健康问题出发，着手解决因不健康的行为和生活方式等可控因素引起疾病，有效控制疾病发生的同时降低医疗卫生费用。管理的对象和内容上包括全人群、全生命周期的健康，从患者到疾病、到健康危险因素，从个人不良行为、生活方式到各种健康社会决定因素。管理的手段从个体的临床和预防医学手段扩展到针对群体的公共卫生手段。

（二）疾病的诊断治疗、转诊和康复服务

对于居民常见病和多发病提供适宜的诊断和治疗，根据循证医学的证据，确定最佳的诊断和治疗方案，不断提高服务质量，提高居民对高质量基本医疗服务的可及性。并能够提供适宜的转诊服务，以及对有康复服务需求的患者提供适宜的康复服务。

（三）公共卫生服务

2009 年，新医改实施以来，我国实施公共卫生服务均等化策略，从每人 15 元开始，提供基本公共卫生服务项目，到 2017 年增加到每人 50 元，按人头拨付使用。主要的服务内容包括：建立居民健康档案，对重点人群实施健康管理，2017 年国家基本公共卫生服务项目的主要目标任务：要求以县（区、市）为单位，居民电子健康档案建档率保持在 75% 以上；各乡镇、街道适龄儿童国家免疫规划疫苗接种率保持在 90% 以上；新生儿访视率、儿童健康管理率分别达到 85% 以上；早孕建册率和产后访视率分别达到 85% 以上；老年人健康管理率达到 67% 以上；高血压患者管理人数稳步提高，规范管理率达到 60% 以上；2 型糖尿病患者管理人数稳步提高，规范管理率达到 60% 以上；严重精神障碍患者管理人数稳步提高，规范管理率达到 75% 以上；肺结核患者管理率达到 90% 以上；老年人、儿童中医药健康管理率分别达到 45% 以上；传染病、突发公共卫生事件报告率分别达到 95% 以上。以省级为单位，要求居民健康素养水平较上年度提高不少于 2 个百分点；15 岁及以上人群烟草使用流行率较上一年度降低不少于 0.6

个百分点；为育龄人群免费提供避孕药具。

二、全科医生的适宜服务方式

全科医生的适宜服务方式是构建健康服务价值网络，围绕复杂多变的健康需要，采用网络化服务方式，可以灵活、高效、低成本地满足居民的复杂健康需要。

（一）内部服务网络——全科医生团队

全科医生的服务内容涉及医疗、预防、保健等多样化的服务，只有适合采取跨学科的团队合作方式提供服务，才能更好地满足人们以健康为中心的服务期待。在 20 世纪末，英国全科医生单独开业者不足 10%。在全科医生诊所，通常由全科医生、全科护士、医疗助理、诊所经理人、接待员、办事员组成。有时候，全科医生诊所由几个全科医生合伙经营。中国台湾地区全科医生采用"社区照顾网络"和"共同照护门诊"的模式进行联合执业，由医院和基层医师联合，建立诊所与医院之间的新型伙伴关系。在美国全科医生之间建立联合执业团队，全科医生之间联系紧密，而且与护士、药剂师、心理医师和社工人员、财务人员共同组成团队，提供社区卫生服务。

我国基层医疗卫生机构中，逐渐完善全科医生、公共卫生医师、护士和医技人员的配备，为居民提供六位一体的、以健康为中心的服务。团队成员以新的医学模式为指导，以预防保健为重点，为居民提供综合的基本医疗卫生服务，发挥全科医生"守门人"的作用。项目以社区/村为单位，研究公共卫生人力和经费投入，提高对居民医疗服务利用的影响。

表3-1 公共卫生投入指标与医疗服务利用及其费用间的相关关系

指标	年门诊就诊率		年慢性病就诊率		年住院率		年人均医疗费用	
	r	P值	r	P值	r	P值	r	P值
千人口专职公共卫生人员数	0.111	0.253	0.190*	0.047	0.105	0.279	-0.082	0.394
折算后的千人口公共卫生人员数	0.385**	0.000	-0.067	0.486	-0.090	0.354	-0.385**	0.000
折算公共卫生人员数占卫生人员总数比重	0.523**	0.000	-0.338**	0.000	-0.123	0.203	-0.487**	0.000
基本公共卫生补助收入占全部补助收入比重	-0.494**	0.000	0.513**	0.000	0.209*	0.029	0.389**	0.000
年人均基本公共卫生经费	-0.450**	0.000	0.572**	0.000	0.188	0.050	0.307**	0.001
年门诊就诊率			-0.714**	0.000	-0.304**	0.001	-0.686**	0.000
年慢性病就诊率					0.474**	0.000	0.642**	0.000
年住院率							0.652**	0.000

注：全部指标均为自然对数形式。**$\alpha=0.01$时，相关性显著；*$\alpha=0.05$时，相关性显著。

将年人均医疗费用自然对数作为因变量，以其显著相关指标的自然对数作为自变量，利用逐步多元线性回归法构建模型，如表3-2所示，居民年门诊就诊率、年住院率以及折算公共卫生人员数占卫生人员总数比重被引入多元线性回归方程，方程显著性检验 P < 0.001，方程决定系数 R^2 = 0.716。

表3-2　年人均医疗费用多元线性回归分析结果

指标	非标准化系数		标准系数	t	P
	B	SE	β		
常量	6.279	0.254		24.723	0.000
年门诊就诊率	-0.114	0.017	-0.430	-6.760	0.000
年住院率	0.655	0.072	0.496	9.079	0.000
折算公共卫生人员数占卫生人员总数比重	-0.161	0.049	-0.201	-3.295	0.001

注：以上指标均为自然对数形式。

根据多元线性回归分析结果，年门诊就诊率、年住院率、公共卫生折算人员数占卫生人员总数比重是影响年人均医疗费用的重要因素，定量关系表述如下：

ln（年人均医疗费用）= -0.114×ln（年门诊就诊率）+0.655×ln（年住院率）-0.161×ln（折算公共卫生人员数占卫生人员总数比重）+6.279

在这3个指标当中，年住院率对年人均医疗费用影响最大（β = 0.496）。年门诊就诊率（β = -0.430）、折算公共卫生人员数占卫生人员总数比重（β = -0.201）对年人均医疗费用有负向影响。

目前普遍存在的问题是，基层全科医生数量不够、全科医生团队建设有待进一步加强。

(二) 外部服务网络——医疗联合体

全科医生和专科医生之间应该通过某种渠道建立联系，二者之间的关系应该由竞争走向合作。为深化医药卫生体制改革，推进建立大医院带社区的服务模式和医疗、康复、护理有序衔接的服务体系，更好地发挥三级医院专业技术优势及带头作用，加强社区卫生机构能力建设、我国试点医疗联合体的建设，成为我国深化医疗卫生体制改革的重要举措。

2011年上海率先在卢湾区启动"区域医疗联合体"，由上海交通大学医学院附属瑞金医院，整合区域内6家一级、二级医疗机构，组成医联体为居民提供服务，居民可在社区预约专家门诊，可以享受门诊和住院的转诊通道。2013—2016年，北京市开始全面探索医联体服务模式。

2017年4月，国务院办公厅发布《关于推进医疗联合体建设和发展的指导意见》（国办发〔2017〕32号）（以下简称《指导意见》）指出，由于我国优质医疗资源总量不足、结构不合理、分布不均衡，仍然面临基层人才缺乏的短板，成为保障人民健康和深化医改的重要制约。开展医疗联合体建设，是深化医改的重要步骤和制度创新，有利于调整优化医疗资源结构布局，促进医疗卫生工作重心下移和资源下沉，提升基层服务能力，强化基层医疗卫生机构的居民健康"守门人"的能力。《指导意见》要求，到2020年，在总结试点经验的基础上，全面推进医联体建设，形成较为完善的政策体系。所有二级公立医院和政府办基层医疗卫生机构全部参与医联体。可以通过组建医疗集团、医疗共同体、专科联盟和远程医疗协作网的形式，发展医疗联合体。其中，发挥医保的经济杠杆作用，建立统一的信息平台，建立绩效考核、人员保障和激励机制是推动医联体建设的关键环节。

三、全科医生签约服务效果的评价

（一）某社区卫生服务中心的家庭医生签约服务效果评价

课题组以山西省社区卫生服务中开展家庭医生签约服务较早的Y市南城社区卫生服务中心作为研究对象，采用居民抽样调查和知情人访谈的方法，收集2013—2017年被调查居民的家庭医生签约情况和卫生服务利用情况，了解家庭医生签约服务开展的基本情况，以及家庭医生签约服务实施后，对居民医疗服务利用的影响，比较签约居民和非签约居民的卫生服务利用和费用等指标（韩颖，刘少华，2017）。

347户被调查家庭的研究结果表明：被调查的签约居民性别构成与非签约居民没有显著性差异，签约居民平均年龄46岁，高于非签约居民的41.6岁，差异有统计学意义（P<0.05）。签约居民家庭年人均收入2.21万元，略低于非签约居民家庭年人均收入2.6万元（P<0.05）。可能与家庭医生签约先从妇女、儿童、老年人和慢性病病人开始推行有关，签约居民的年龄略高于非签约居民。签约居民到达最近医疗机构的平均时间8.5分钟，低于非签约居民的10.4分钟（P<0.05）。

签约居民高血压患病率为 21.9%，高于非签约居民的 15.5%（P＜0.05），其他慢性病患病率签约居民和非签约居民之间没有发现统计学差异。签约居民的吸烟率为 26.1%，饮酒率为 26.3%，与非签约居民的吸烟率 24.4% 和 25.5% 没有显著性差异。

表 3－3 南城区签约与非签约居民卫生服务需要比较

项目	签约居民	非签约居民	统计量值	P 值
两周患病率	7.7%	5.8%	$\chi^2 = 0.838$	0.360
两周患病天数（天）	11.1 ± 4.7	10.9 ± 4.9	$t = 0.086$	0.932
两周卧床天数（天）	2.0 ± 4.4	4.1 ± 6.3	$t = 1.108$	0.284

表 3－4 南城区签约与非签约居民卫生服务利用比较

比较指标	签约居民	非签约居民	统计量值	P 值
两周患者就诊率（例次）	65.9%	58.3%	$\chi^2 = 0.610$	0.435
患者两周平均就诊次数	1.52 ± 1.12	1.00 ± 0.00	$t = 2.401$	0.024 *
两周就诊费用（元）	2272.7	1166.7	$t = 1.158$	0.256
年住院率	6.5%	9.5%	$\chi^2 = 2.034$	0.154
平均住院天数（天）	16.74 ± 16.19	18.64 ± 43.04	$t = 1.053$	0.297
住院患者手术比例	31.4%	54.5%	$\chi^2 = 2.999$	0.083
次均住院费用（万元）	2.55 ± 5.0	3.57 ± 10.4	$t = 0.497$	0.621

注：＊，P＜0.05.

调查的山西省 Y 市南城社区卫生服务中心签约居民的患病与卫生服务利用情况，与非签约居民相比，签约居民的门诊服务利用率较高，住院服务表现出住院率低、平均住院天数少、手术比例低和次均住院费用低的一致性倾向，但是，与非签约居民相比，尚未发现有统计学差异，可能与本次调查研究收集的标本量较少有关。以后通过增加样本量，理论上推断的全科医生"守门人"的作用可能会体现出来，这有待收集更多的证据。

（二）某社区卫生服务中心推进家庭医生签约服务的方式

1. 签约服务开展情况

2010年家庭医生签约政策出台，某社区卫生服务中心自行设计了符合居民需要的绿色服务证以及家庭医生签约协议书，具体实施过程如下：各工作人员携带笔记本电脑入户签约，特色之举"撕券服务"，一页给居民，一页留社区。居民可以根据提供的服务来社区免费治疗或体检，同时根据社区团队小组手撕的服务数量进行考核。不足之处：入户时间长，签约率低。2014—2015年开始，对来社区需要服务的人群提供家庭医生签约服务。仍有居民不愿意配合的，占用的日常工作时间比较长，影响门诊正常工作，2016—2017年实施"走出去、进家门"的联动服务，先宣教后入户。优点：小区居民先了解后签约，签约效率高。

2. 签约服务的内涵

2017年实施个性化签约服务包。根据文件规定，同时结合当地居民疾病谱特点以及社区医疗设备自行设置了一套服务包，在服务包里分基础包和收费包，收费包里明确规定100元收费当中给全科医生的奖励是50元，此举弥补了卫生部门的绩效奖励不具体，只有绩效政策没有具体的激励标准，带动了全科医生的积极性。南城区社区卫生服务中心对于签约家庭和居民有如下基础性服务的签约服务内容：不收取费用的基础性签约服务包和收取费用的个性签约服务包。

（1）基础性签约服务包契约内涵：具体内容包括 6 部分：①每年通过大量的卫生服务宣传，使社区居民了解并知道为其提供的公共卫生服并对签约过的个人家庭提供最少 1 次的健康评估。②每年至少发放相关的健康材料、医学科普资料 1 次，如有突发的公共卫生事件要负责及时告知。③根据签约家庭的健康状况需求，每年免费为中老年（65 岁）以上成员体检 1—2 次，对妇女儿童（6 岁以内）提供服务，对高血压和糖尿病等慢性病患者及严重精神障碍患者提供健康咨询分类指导服务，每季度不少于 1 次。④提供医疗相关电话咨询和指导。⑤定期对已签约家庭成员的健康状况进行访问调查和管理。⑥为需要上转的患者提供转诊预约等服务。

（2）个性化签约服务包主要包括：根据不同人群的需求以及南城社区卫生服务中心自身的服务能力，制定个性化签约服务包，收费标准按照发改（物价）部门规定执行。除提供基础性签约服务包外，还提供初级一类、初级二类、初级三类、初级四类、特需一类、特需二类六种服务包供居民选择，服务包的价格为一年的费用。

个性化签约服务包的具体内容：①初级一类（家庭有孕产妇和0—6 岁儿童家庭），费用为 300 元/户·年。如：提供免费的儿童视力及智力筛查一次，签约儿童在中心就诊免专家门诊挂号，教授儿童中医保健相关知识和技能等。②初级二类（家有高血压患者），费用 100 元/户·年，如：每年提供 2 次免费血糖监测，签约对象由全科医师和社区护士组成团队提供诊疗和健康管理，慢病实行预约就诊，提供双向转诊服务，确保高血压患者药品供应的连续性等。③初级三类（家有糖尿病患者），费用 100 元/户·年，如：将糖尿病病人纳入中心慢病规范化管理，每年提供 6 次免费血糖监测，免费糖化血红蛋白监测一次，签约对象由全科医师和社区护士组成团队提供诊疗和健康管理等。④初级四类（家有重性精神病患者），费用 100 元/户·年，如：定期发放健康教育资料，开设家属课堂进行精神病患者居家护理健康教育，公布热线电话接受家属咨询，每年提供不超过 4 次免费送药服务等。⑤特需一类（家有残疾人服务的），费用 300 元/户·年，如：由专业人员提供康复指导，每年提供 6 次中心康复室免费康复治疗，中心提供一次肝肾功能、血脂、血糖检测，免费 X 光片检查一次（仅限一个部门）等。⑥特需二类（家有长期卧床的），费用为 500 元/户·年，如：提供每年不超过 12 次预约上门可行的服务（材料费另算），免费进行居家功能训练，每年提供不超过 4 次免费送药服务等。

本章参考文献

［1］Groenewegen P. P. , Greß S. & Schäfer, W. （2016）. General Practitioners' Participation in a Large, Multicountry Combined General Practitioner – Patient Survey：Recruitment Procedures and Participation Rate. International Journal of Family Medicine, 2016, 1 – 9.

［2］Allen J. The European definition of general practice/family medicine 2005 edition ［J］. 2005.

［3］WRANIK D W, DURIER – COPP M. Physician Remuneration Methods for Family Physicians in Canada：Expected Outcomes and Lessons Learned ［J］. Health Care Anal, 2010, 18 （1）：35 – 59.

第四章

"健康驱动型"服务模式转型的社会医疗保险治理机制

卫生行政部门作为医疗卫生服务体系的管理方，社会医疗保险机构作为医疗卫生服务体系的筹资方，是"健康驱动型"服务模式治理机制构建的重要推动力量。二者应该协同发挥作用，推动基层医疗卫生机构健康驱动型服务模式治理机制和管理体制的建设。

社会医疗保险背景下"健康驱动型"服务模式转型，需要构建一套治理机制。简单来讲，社会医疗保险机构管理社会医疗保险就是在劳动者患病时，社会医疗保险机构对其所需要的医疗费用给予适当补贴或报销，使劳动者恢复健康和劳动能力，尽快投入社会再生产过程。但是，参保人疾病发生发展，以及因治疗疾病产生的费用，是一个非常复杂的过程，涉及多方利益相关主体的行为博弈。对于社会医疗保险管理来讲，不仅需要预测参保人的疾病费用水平，还需要从利益相关主体的博弈过程中掌握疾病费用发生的基本规律，以建立一种有效的激励机制，以尽可能低的保险成本，实现最大限度的健康保障目标。所以对社会医疗保险管理来讲，最重要的任务是构建一套有利于各方利益主体围绕参保居民的"健康"进行合理博弈的治理机制。

　　大数据是当前实现社会治理模式转型的有效途径。2015年9月，国务院印发《促进大数据发展行动纲要》（以下简称《纲要》），提出在未来5至10年打造精准治理、多方协作的社会治理新模式。《纲要》部署三方面主要任务：一要加快政府数据开放共享，推动资源整合，提升治理能力。二要推动产业创新发展，培育新兴业态，助力经济转型。三要强化安全保障，提高管理水平，促进健康发展。社会医疗保险管理领域可以通过大数据将管理黑箱转化为白箱，解决长久以来保险领域的信息不对称问题，从而构建以健康为中心的社会医疗保险治理机制，提高治理能力。

第一节　健康驱动型服务模式的治理机制

一、我国医疗保险治理模式的发展变化

　　我国社会医疗保险制度的建立为广大人民群众提供了大量医疗保险公共产品和公共服务。在公共物品生产领域，通常采取"治理"模式提高公共服务的供给效率。它是在共同社会活动目标的支持下，由国家与社会合作、政府与非政府组织合作、公共机构与私人机构合作、强制与自愿的合作，通过合作、协商和上下互动的伙伴关系，日益增强社会各利益相关方在公共事务治理过程中的力量和作用，提高公共服务的供给效率。医疗保险治理模式也是这样。

(一)慢性病防控是促进医保治理模式转变的重要切入点

当前,我国已经进入慢性非传染性疾病的高负担期。慢性病患病具有"患病人数多、医疗成本高、患病时间长、服务需求大"的特点,同时具有发病率高、致残率和致死率高的特点。恶性肿瘤、心脑血管疾病、糖尿病等慢性病已经成为影响人们健康、导致医疗费用支出快速增长的主要社会卫生问题,为此,国家卫健委已经把慢性病防治列为卫生工作的重点加以推进。

慢性病起病潜袭、终生难愈,从治疗角度来看具有疗效有限、成本昂贵的特点;从预防角度来看具有成本低、效果好的特点。慢性病发生大多与人们的行为生活方式及不良环境因素有关。利用行为医学、环境医学和社会医学相结合的理论与技术进行慢性病防控具有成本低、效果好的特点。

未来几十年,慢性病在我国将呈现"井喷式"暴发,成为医保付费剧增的主要原因;医保基金面临极大的收支平衡压力,根本无法实现医保各利益相关团体的价值诉求。医保需要突破疾病费用补偿的理念,重新设计保障模式和保障范围,在慢性病的防控上下功夫,兼顾医保基金节约和健康保障效果之间的平衡,因为很多慢性病可通过预防干预来降低发生概率或推迟发病年龄。

世界上大多数国家在探索"医疗保险"向"健康保险"转型,医保不仅向医院购买疾病治疗服务,还向社区全科医生购买疾病管理和健康管理服务,加强疾病风险防控。我国解决13亿人口的健康问题,绝不能仅仅依靠疾病治疗和为昂贵治疗付费的机制,而且要紧紧依靠预防。实践证明，健康管理可明显降低大病医疗费用支出，但存在3—5年的显效滞后期。这就必须提高医保的信息管理能力，依赖完整准确的历史数据积累和分析，对服务项目进行准确的"因果"评价和绩效考核，以科学确定支付内容和支付方式。在医保基金筹集与支付过程中设计"以参保人健康"为导向的激励与约束机制。激励参保人的积极性，发挥参保人的自我健康管理效果；激励医疗和药品服务的积极性，发挥医疗服务、药品医疗和器械生产等社会各行业的自律作用，实现医疗保险利益相关团体长期合作、共赢的过程。实际上，促进医疗保险由单向管理向共同治理模式转变才是医保大数据建设的真正目的（清华大学，杨燕绥）。实现这个治理过程，需要一个标准的、规范的、信息化的操作与监督系统，打造多方合作的工作平台与运行机制，消除医保管理中严重的信息不对称，为多方合作共赢机制的建立奠定基础。而目前，我国各地、各主管部门、各医疗机构存在多个信息系统，各信息系统之间还难以进行有效的数据共享。

（二）医保支付需要从"疾病治疗"向"健康管理"延伸

防控慢性病的关键策略是"关口前移、扩展服务"，即：深入推进全民健康生活方式；通过基层医疗卫生机构全面扩展基本卫生服务覆盖面，及时发现高风险人群，加强对高风险人群的管理，同时鼓励政府机关、企事业单位积极推行工作场所健康管理和健康体检制度。

医疗保险能否根据慢性病的形成机制设计有利于防病的健康保险机制，把个人自我健康保健、家庭资源、医疗卫生系统和其他社会资源整合在一起，在全科医学和家庭医生的平台上实现健康管理和健康保险，关系到未来医疗保险能否在复杂的健康产业发展背景下实现可持续发展。

从具体措施来讲，医疗保险可以逐渐从运营管理机制上，促进以下慢性病防控具体工作的开展：一是通过全科医生签约服务和相应的管理机制，加强基层医疗卫生机构在慢性病防治工作中的中心与枢纽地位；二是加强利用建立慢性病监测和信息管理系统，监测慢性病等导致居民患病、死亡和医疗费用增加的各种环境危险因素，建立有针对性的处理机制；三是加强地方政府在慢性病防控中的主导地位，如：在推进创建健康城市和健康城镇活动中将慢性病防控指标列入其中，对慢性病综合防控措施不达标的城市，提高居民的医疗保险费率等。根据大数据监控信息设计个性化的、区域化的医疗保险费率标准、保费支付内容和支付方式。

二、大数据背景下医疗保险治理模式的转变

大数据被誉为信息时代的新能源，正在成为推动政府治理能力现代化的新途径，运用居民、企业、社区、医疗和医保等数据的融合，在测算疾病风险、确定筹资水平和支付标准方面，加强对医疗机构和药店的协议管理能力、医疗保险经办机构的治理能力和医保管理者的决策水平建设。

（一）医疗保险从被动疾病付费转向主动健康付费

在大数据时代背景下，医疗保险治理模式将发生巨大的变化。随

着专科医疗费用的暴涨，20世纪80年代，美国的医疗改革出于经济效率的考虑，将全科医生设置为专科医疗的"守门人"（Gatekeeper）——患者必须首先到医疗保险公司指定的全科医生处进行初诊，由全科医生判断其是否需要到专业性医疗机构就诊，以此减少患者被动接受不必要的专科医疗服务的比例，降低医疗成本。医疗保险经办机构需要从"消极的被动付费者"向"健康服务的主动购买者"转变，以应对人口老龄化和慢性病对医疗保险基金的深度冲击。

（二）提高医疗保险管理的规范化、标准化

在全民参保的背景下，社会医疗保险的管理将逐渐面向所有的参保人开展经办管理服务，对社会医疗保险经办管理服务的规范化要求越来越高，从内部运作和面向社会的服务进行规范化管理。

1. 医保计算机系统与数据的规范化管理

医疗保险基础数据信息的规范化主要包括四方面的数据信息：一是参保单位和参保人员的相关数据信息；二是定点医疗机构和定点药店结算费用的数据信息，如疾病分类库标准代码（ICD10－CM3）、药品代码库（细分到商品名、剂型、规格、生产厂家等）、诊疗项目库、医用材料库、手术代码库（ICD9）、临床科室代码库、医师代码库；三是医疗保险社会服务的数据信息；四是医疗保险统计分析指标的规范化，如根据不同的管理内容分成基本统计单元，每个单元分基本统计指标、次要统计指标、分析指标和监控指标，从不同层面和不同角度反映医保政策执行情况和经办服务的运行情况。

2. 医疗保险档案的规范化管理

大数据背景下，医疗保险规范化管理遇到另一个问题就是医保档案管理的规范化，对提高医疗保险的工作效率，加强医保管理的科学决策，促进医疗保险的健康发展有重要意义。医保档案是指医保经办机构在扩面、征缴、基金管理业务运行过程中形成的文字、数据、报表等资料的总和。由四个来源渠道的资料组成：一是由医保管理中心负责收集、整理、保管的档案，如参保人的参保、缴费、结算报销记录，基金的收支平衡记录；二是由定点医疗机构和定点药店负责保管的医保诊疗凭据，如病案是治疗和报销的事实依据；三是由社区保存的居民健康和疾病风险的相关资料；四是由参保人员个人保存的参保和就诊记录。面对大量的业务档案，要求实现业务档案的数字化、信息处理，对不同来源渠道的档案信息实现数据共享，提高现有档案数据的利用效率是大数据发展时代的基本要求。

3. 医疗保险管理服务的标准化

随着我国社会保险标准化建设的推进，社会医疗保险必将围绕经办管理服务的科学化水平实施标准化的战略。上海市医保中心2011年以来积极推进标准化建设，借助标准化推动医疗保险管理服务的规范化［龚忆莼. 标准化：经办管理精确化的基础［J］. 中国医疗保险，2012（3）：56－58.］。

第二节　健康驱动型治理机制下的决策信息需求

一、从不同的理论角度分析医保管理决策需求

我国医保大数据建设是国家大数据发展战略的重要组成部分。医疗保险大数据建立的主要目的是依赖辅助决策支持系统——数据仓库与数据挖掘技术，对医疗保险管理制度的运行情况进行监测，及时发现问题、研究问题和解决问题，提高医疗保险管理决策水平和医疗保险治理能力。而数据挖掘的第一步是准确理解医疗保险管理业务问题，有助于找出医疗保险数据挖掘的主题，从而为下一步医保大数据的准备和数据挖掘策略的选择奠定基础，否则没有目标的数据挖掘是不可能成功发挥辅助管理和决策支持作用的。

大数据分析是我国医疗保险健康发展的生命基石，它不仅可以帮助设计保障内容、精算医保定价、合理确定理赔、精确运营管理，还可以发挥对医疗机构、药品和医疗器械市场的管理，可以支持跨领域医疗管理决策，使医疗保险在"三医联动"中发挥引领作用，对实现医改目标有重要意义。我国医疗保险如何利用大数据、云计算等新技术整合数据资源，提升管理水平，推动医疗保险管理运营的转型升级，已经成为加快现代医疗保险发展的重要命题。

通过研究医疗保险制度的运作机制，确定医疗保险利益相关团体

及其利益诉求，利用公共选择和治理理论，归纳符合各利益相关团体诉求的医疗保险监管视角，通过上述策略来确定医疗保险数据挖掘的主题。

（一）从制度运行机制看社会医疗保险管理决策信息需求

医疗保险制度是以抵御疾病经济风险为主的居民互助共济制度，采用保险原理对人们日常生活中的疾病风险进行经济补偿，解决居民疾病经济负担过重的问题。

医疗保险的实际功能极其复杂，不仅具有第三方付费和分散风险的功能，还会影响卫生资源配置、影响医疗服务行为、影响患者就医保健，甚至影响医疗技术进步等。医疗保险涉及的利益相关团体众多，影响面极大，客观上具备诸多重要的社会医疗卫生治理功能。在我国医疗卫生体制改革已经进入深水区的关键阶段，应注重发挥医保在医疗卫生体制改革中的引领作用。

（二）从公共选择理论分析医疗保险管理决策需求

社会保障产品能否被有效率地供应，取决于公民对这一产品供应的偏好显示。如果没有公众参与选择或者缺乏对产品的偏好显示，公共产品是不会被提供的。我们可以用公共选择理论来分析社会保障政策的制定，实现公共利益的最大化。政策市场高效率运行的条件是所制定的法律和政策应该使社会总效用增加，受益者以很低的交易费用向受损者提出补偿。要达成这一交易，还需要一些条件：一是有关方面拥有充分的信息，二是将受益结果传递给可信赖的代理人，三是根据总受益/总损失的权衡,确定社会净结果,从而进行政策方案的选择;四是这一交换可以在一个十分低的交易成本下实现。因此需要完善决策支持系统、咨询系统、评价系统、监督系统和反馈系统。否则就有可能会出现决策中的"一言堂",从而造成决策失误,这就需要在医保大数据建设过程中关注利益相关团体及其利益诉求表达机制。

(三)医疗保险利益相关集团及制度偏好

1. 医疗保险涉及的利益相关团体

医疗保险是一项涉及面广、工作量大、政策性强的社会事务。利用利益相关集团分析方法对医疗保险制度的发展目标和方向进行理论探讨,明确与该制度存在利益关系的团体及其价值诉求,是实现医疗保险制度公众利益的重要前提,也是促进该制度科学发展的关键因素,同时也为医疗保险管理过程中数据挖掘主题的确定提供了逻辑框架。

对社会保障品(政策)市场而言,利益集团是指一定社会成员以维护相同或者近似社会保障品(政策)为行为目标而组成的社会组织,其目的在于合并和转化组织成员所拥有的资源,形成对社会保障品(政策)的影响力,并通过共同的行动维护和增进组织成员的社会保障政策利益。

目前医疗保险领域的利益相关集团主要包括医疗保险公共政策的提供方、医疗保险管理方、医疗卫生服务提供方和医疗卫生服务需求方。医疗保险公共政策提供方主要指各级各类医疗保险相关政府部门。医疗保险管理方主要指各级政府领导下成立的医疗保险管理委员会及其下设的经办机构。医疗卫生服务提供方主要指医疗保险制定的各级定点医疗机构等。医疗卫生服务需求方是医疗保险制度的保障对象——广大各地居民或参保各地居民。

2. 各利益集团对医疗保险制度的价值诉求

医疗保险治理模式的转变，意味着从过去单纯地控制费用，转向考虑医疗保险利益相关集团的利益均衡和协调，这是促进医疗保险制度长期、可持续发展的根本保证。因此，有必要在明确医保管理涉及各利益相关集团的基础上，进一步对各自的利益诉求进行分析、归纳和总结，以明确医疗保险管理的核心业务，有利于从根本上做好医疗保险管理，提升管理水平，提高经办效率。

（1）政府对医疗保险制度的价值诉求。政府是医疗保险制度最大的利益相关集团，医疗保险制度作为我国居民的健康保障制度，利用政府的公共政策和公共资金支持发挥社会收入再分配、保证劳动力资源供给的作用，可以帮助居民规避社会主义市场经济中不可避免的人身和经济风险，发挥着社会安全阀和减震器的作用。根据社会保障品市场效率评价的原则，政府举办医疗保险制度的价值追求包括三方面：①基于健康人权的概念，政府要承担为全体国民提供基本医疗保障责任。因此，提高医疗保险的覆盖率，充分实现各地居民社会保障权利的公平性是政府举办医疗保险的第一价值追求；②调节社会收入再分配，减少因病致贫和因病返贫，保持社会稳定；③通过实施医疗保险制度，提高社会总的福利效应，提高居民健康水平，增加医疗机构服务的社会效益，促进卫生事业协调发展。医疗保险制度在有限财政投入下，要尽可能实现上述目标，满足政府的制度偏好，否则会直接影响该制度存在的价值。

（2）管理机构对医疗保险制度的价值偏好。地方政府相对于中央政府还担负着对医疗保险进行筹资的任务，以及组建，并负担医疗保险管理机构运营成本，一定程度上既是政策的制定主体，也是医疗保险制度的执行主体。另外医疗保险经办机构担负着筹资、补偿、基金核算等业务管理和监督的重要任务，也属于医疗保险政策的执行主体之一。公共管理理论认为，当政策执行者与政策本身利益不一致时，会导致政策执行出现偏差。地方政府可能从自身利益最大化的角度出发去执行医疗保险制度，比如在一些地方财力比较紧张，或个人筹资成本比较高，经办机构工作量大等情况下，容易出现政策执行的偏差，导致医疗保险执行效果不理想。管理机构对医疗保险工作的价值期望主要是依据政策要求，在获得充分劳动力补偿的条件下，保证医疗保险筹资、补偿、监督等管理任务的顺利进行。

（3）医疗卫生服务机构对医疗保险制度的价值期望。医疗保险区别于其他保险项目的最大特点是有一个第三方——医疗服务提供机构的介入。定点医疗机构在医疗保险制度中主要是提供服务、收取医疗费用和报送相关单据。作为制度活动中的"经济人"，对医疗保险制度的利益偏好是充分获得服务收益。在医疗保险按项目付费的制度下，定点医疗机构的利益偏好表现为多提供服务，多收取服务费用。在医疗保险预付费的制度下，定点医疗机构的利益偏好是尽可能降低服务提供成本，甚至不提供服务。在医疗保险利益主体博弈过程中，定点医疗机构往往属于信息强势的一方，无论是对于政府、医疗保险监管者还是患者，医疗机构都可以依据自己占有的充分信息，作出有利于自己的选择。因此，医疗机构利益表达渠道基本是畅通的。相反，可能因为过分的利益表达而侵害其他对象的利益实现。但目前在我国医疗资源分配不均衡，基层医疗机构发展薄弱的情况下，医疗保险可能对不同医疗机构产生不同的收益影响。为了配合医疗保险的发展，有必要了解不同医疗机构的服务、收益分配情况从而决定医疗保险制度政策内涵，引导医疗卫生机构的服务提供行为。

（4）全科医生对医疗保险制度的价值期望。疾病谱和医学模式的转变，要求我们从疾病治疗为主的医学模式转向健康管理为主的医学模式，从"以病人为中心"转向"以健康为中心"。以家庭医生（全科医生）为主要提供者的社区卫生服务，是对个人、家庭和社区健康的整体负责和全程控制的最基本和普遍的服务模式，它符合疾病谱和医学模式转变的要求。全科医生是社区卫生服务的主要提供者，是这一新的医学模式的理想承载者，它通过把预防和控制结合起来，可以降低疾病的发病率，提高居民的健康水平。全科医生作为社区卫生服务的中坚力量，也是初级卫生保健的最佳提供者。目前，我国大部分地区开始实施门诊统筹"按人头付费"及家庭医生签约制服务，全科医生根据合同的要求，为参保人员提供预订服务包内的所有医疗服务。在此期间内，不论被保险人实际就医次数是多少，全科医生对被保险人都有医疗照护的责任。关键原则是给供方的支付与供方实际投入和服务量不直接挂钩，供方自负盈亏。作为制度活动中的"经济人"，对医疗保险制度的利益偏好是充分获得服务收益。在医疗保险预付费的制度下，由于医疗供方成为管理中心，了解成本，全科医生的利益偏好是尽可能尽量控制服务成本，可能会因节约成本而减少必需的医疗服务项目、降低医疗服务质量，甚至出现推诿病人，给老年人和慢性病人的签约服务设置障碍……，导致参保患者的合理医疗需求得不到满足。

（5）参保居民对医疗保险制度的价值期望。各地居民是享有医疗保险保障权的主体，是保障权的最终拥有者。但是，往往为了管理方便，而把社会保障决策的权力让渡给了政府。但随着社会保障体制改革的深入，会逐渐体现出居民作为医疗保险政策的公共选择主体的地位，同时作为医疗保险制度决策的监督主体发挥重要作用。因此，各地广大居民对医疗保险制度的利益偏好应该是最值得政策制定者关注的内容。

概括来讲，居民对医疗保险的价值诉求体现在通过参保所获取的效用上，居民希望通过医疗保险获得两方面的效用：一是期望通过医疗保险防御疾病，尤其是疾病经济风险，帮助居民家庭减轻疾病经济负担；二是通过医疗保险可以提高对高质量医疗服务的可及性。另外，居民对医疗保险的利益偏好中，还包括另一个重要的指标，即实现上述效用过程中，要尽可能地降低交易成本，否则老百姓会认为参加医疗保险制度"不划算"。

二、从不同职能角度分析医保管理决策需求

（一）提高医保监管能力

2014年人社部发布《关于进一步加强基本医疗保险医疗服务监管

的意见》（人社部发〔2014〕54号），要求优化信息化监控手段，通过数据分析强化医疗保险服务和费用监管能力。我国无论是基本医疗保险还是商业医疗保险，其业务经营管理仍然比较粗放，没有充分实现大数据分析的价值。在未来几年中，医保管理机构可以利用大数据平台形成数据、技术、人才和管理系统良性发展的生态环境，不断完善医保统计与监管规则，提升医保监管能力。在社会保障卡发放和基本医疗保险即时结算信息系统的基础上，扩展医保监控范围，提升医保监控能力，将监管范围从医疗费用监管延伸到对医疗服务人员、服务行为和参保人员的监管，将定点医疗机构、医务人员及其服务信息，以及参保人员的就医购药信息纳入监控范围，建立和完善监控规则，设置监控指标和范围监控标准实现医疗服务行为的监控。将事后监管提前到事中预警和事前提示，真正提高医保监控的效率。

1. 利用医保大数据监督管理参保对象

首先，可以完善参保人员的管理。通过金保工程建立医疗保险参保人员信息库，与公安、民政、卫生与计生委、残联等部门管理的相关人员信息库进行比对，可以识别未参保和重复参保的人员，对加强医疗保险参保人员的全面和规范化管理有重要意义。其次，可以实现医保高风险人群的识别与管理，为疾病保险向健康保险的转变奠定基础。通过参保人员健康档案数据、电子病例数据、就医行为和费用、签约责任医生等数据的记录，可以识别医疗保险高风险人群，对针对性地制定医疗保险基金筹资标准，督促开展自我健康管理、签约医生开展的健康危险行为管理、慢性病人群的疾病管理等预防保健行为，为医疗保险管理真正转向健康管理奠定基础。最后，可以完善参保人就医参保和费用报销的诚信管理。建立和完善参保人员就医行为记录，可以规范参保人员的就医行为，完善参保人员的诚信管理，为长期实现参保人行为自治奠定基础。

2. 利用医保大数据遏制违规支付和不合理需求

医疗机构经常存在诱导需求导致医疗费用不合理增长，如：分解住院、不合理检查、不合理高值耗材、诊断升级、诊断和处方用药不匹配、药品剂量超标使用等。利用大数据引擎和临床专业知识分析可以完善医疗服务过程和服务提供人员的监管指标，发挥监管与考核并重、考核与费用结算相结合的管理方式，完善对定点医疗机构的协议管理，有利于解决上述问题。

对于按项目付费的住院医疗费用进行智能监控与辅助审核。实质是"用现有的法律法规和政策标准指导、约束和了解医生处方行为过程，做到事前提示、事中监控和预警、事后惩罚与改善，彻底走出医保管理者和医生信息不对称和类似行政监督手段的困境"。医保的监控能力和治理机制中的很多问题，都能通过智能审核杠杆撬动起来找到解决问题的办法。具体做法：将住院医疗费支付标准、药品说明书、"三目"（药品目录、诊疗目录、耗材目录）限定症、人社、卫生行政主管部门的有关规章制度、药品应用时限等制成规范化程序，将医疗费纳入智能审核系统，对不符合限定条件的费用明细，系统予以自动拒付，对可疑费用明细做标志，提示审核人员进行重点审核。

（1）利用医保大数据监管医保欺诈行为。随着全民医保的推行，欺诈骗保的现象时有发生。通过医保大数据平台进行医保费用预警和异常数据分析，对异常次均费用、总费用、异常费用增长情况，异常服务人次、异常就医频次、购药数量、购药费用等数据进行有针对性的监控。提升医疗费用的监督审核能力,发现哪些医疗机构、医务人员、哪些患者存在骗保和套取医保基金的行为,可预防医保欺诈行为。

(2)利用医保大数据规范诊疗流程。利用医保大数据进行医疗行为分析,可以优化临床路径,规范诊疗行为,建立医疗服务质量评价和辅助临床决策支持系统。通过分析患者体征、治疗方案(处方、手术)、治疗费用和治疗效果的数据,避免过度治疗、避免副作用较为明显的治疗,通过进一步比较各种治疗方案的效果,可以更好地确定临床最有效和效益最好的治疗方法。通过不断完善的诊疗规则库,提醒医生药品不良反应、过度使用抗生素,帮助医生降低诊疗风险。美国一个儿科医院通过使用临床决策支持系统,两个月内减少了40%的药品不良反应(邬贺铨)。美国还公开发布不同医院的医疗质量和绩效数据,这有助于督促医院改进医疗服务质量。"仅仅医疗临床决策支持系统,对美国来讲,一年就能减少1650亿美元的医疗支出"(邬贺铨)。电子病历系统的核心内容是患者个体就诊情况的记录,但是没有疾病转归的数据。如果能把治疗效果相关指标存入数据库,可以全面分析患者体征、医生诊疗数据,可以比较多种干预措施的有效性,为循证医学提供证据,帮助医保管理者进行支付政策的决策支持。

3. 利用医保大数据监督全科医生的服务质量

全科医生作为社区卫生机构与上级医疗机构的纽带,通过政策引导和个性化服务,引导一般诊疗下沉到基层,逐步实现社区首诊、分级诊疗和双向转诊,真正起到"健康守门人"的作用。

近年来,由于我国医疗保险趋于全面覆盖,对基层医疗机构的要求也趋于严格，医保中心对于医疗费用的信息内容也有了比较明确的需求。要使全科医生充分发挥其作用，就必须制定一种机制来监督全科医生医疗服务质量，而这种激励机制主要由医保部门来完成。《国务院关于建立全科医生制度的指导意见》中提出，医保经办机构要建立以服务数量、服务质量、居民满意度、医疗费用状况等为主要指标的考核体系，对全科医生进行严格考核，考核结果定期公布并与医保支付挂钩。通过对医疗保险大数据的研究与分析，有助于医保部门进行医疗费用状况的考核、医疗费用变化趋势预测及因素的分析，监督全科医生的医疗服务质量。

在智能监测和预警方面，需要建立专家库和诊疗规则、用药标准、医保政策知识，完成医疗过程智能审核与监控。通过实时监控、智能审核和服务监管，形成医保智能监管平台，使医保的监管范围从医疗费用项目监管，延伸至对医务人员服务行为、参保人员就医购药行为的监控，提升医保经办机构的精细化管理水平。避免诱导需求、合谋骗保行为的发生、遏制医保基金的流失。对促进强化医疗机构内部管理、规范医疗服务行为有非常积极的作用。

综上所述，在医疗保险监管方面，一些机构的医保信息系统具备了对参保人员档案、缴费数据的电子化管理，建立了药品、诊疗项目和医用材料的目录库，建立了定点单位及其医师和康复技师管理信息库，形成了一套从缴费到待遇享受全过程的监控管理体系，将"医保实时监控""医保智能审核"和"医疗服务监管"整合起来，构建了高效智能监管平台，为医保付费、用药管理提供数据支持。

（二）提高医保经办管理能力

1. 大数据平台有助于实现全民参保管理

党的十八届五中全会明确要求实施全民参保计划。2014年5月人力资源社会保障部印发《人力资源社会保障部关于实施"全民参保登记计划"的通知》（人社部发〔2014〕40号）指出：为加快推进社会保险全覆盖，实现建立更加公平可持续的社会保障制度的目标，于2014年至2017年在全国范围内逐步实施"全民参保登记计划"，实施期为4年。总目标中要求基本医疗保险覆盖全民，重点解决基本医疗保险重复参保和漏保并存的矛盾，使人人享有基本医疗保障。建立全面、完整、准确的社会保险业务基础数据库，形成每个人唯一的社保标志，并实现全国联网和实时更新，实现对参保人的全员管理、动态管理、精确管理。通过数据初始化确定本省户籍人员参保情况，是全民参保登记系统建设的重点内容。通过标准化建设和数据信息跨业务、跨地区、跨部门共享，大力提升管理服务水平。准确记录所有参保单位和人员的参保缴费和权益享受信息，真正实现"对群众记录一生、服务一生、保障一生"的目标，促进政府公共服务和社会管理能力全面提升。

2. 大数据平台有助于实现异地就医结算管理

在处理医疗保险转移接续业务、异地就医医疗费用审核过程中，利用大数据技术，探索业务档案的数字化处理方式，利用网络实现数据共享。医保经办部门通过搭建省级异地就医结算平台，统筹解决省内异地就医结算数据传输和问题协调，实现数据实时传输，实时报销，简化异地报销结算流程。提高办理速度和精准度，加强规范化管理，真正实现医疗保险经办管理"记录一生、保障一生、服务一生"的目标。

3. 大数据平台有利于精准管理医疗费用，加快医保支付方式改革

加强基本医疗保险支付管理，加大医疗保险对医疗服务行为的监控力度。各地要把相关部门制定的出入院标准、临床诊疗规范、临床用药指南和处方管理办法等纳入协议管理的范围，建立和完善对定点医疗机构服务质量的考核评价体系。要不断完善医疗保险信息系统，逐步实现对医疗服务行为的全程实时监控，加强对重点医疗服务项目和重点药品使用情况的监测，减少不合理医疗费用的发生，防范医疗欺诈行为。

改进费用结算方式。积极探索医疗保险经办机构与医疗机构、药品供应商通过协商谈判，合理确定医药服务的付费方式及标准，发挥医疗保障对医疗服务和药品费用的制约作用。鼓励探索实行按病种付费、总额预付、按人头付费等结算方式，充分调动医疗机构和医生控制医疗服务成本的主动性和积极性。

4. 大数据平台有利于识别高风险人群，建立风险管理与防范机制

通过对大数据的分析，确定病人健康保险优惠计划的补偿额度，更加有效地利用医疗资源，改进医疗成本管理。识别出频繁利用医疗保险基金的患者，分析某个社区或卫生系统的医疗成本趋势，使医疗服务提供者针对某类患者或某类疾病状态制订健康管理和疾病管理计划，形成有效的成本控制策略，降低再入院率和控制成本，改善患者

生活质量。

除上述介绍的医保大数据应用范围外，还有许多值得探讨和研究的应用领域有待开发，如美国疾控中心公布的医疗数据可以帮助病人作出更明智的决定，从而选择性价比更高的治疗方案。

综上所述，大数据时代的到来给医保经办管理工作带来前所未有的挑战。同时，也为医保制度整合、经办管理水平提升、政府公信力的提高提供诸多机遇。我们应紧紧抓住这一机遇，以信息化带动经办管理工作的标准化、规范化、便捷化，把我国的医保经办管理质量和医保综合治理水平提升到一个新高度。

第三节　社会医疗保险健康保障的运行机制

医疗保险管理涉及的利益团体众多，医疗保险管理的根本目的是通过制度设计和经营管理，尽可能满足各利益相关团体的价值诉求，提高全社会的医保福利。医保大数据建设的数据模型、数据结构是为了促进实现上述医保管理的根本目的，因此，首先需要对医保利益相关团体及其利益关系进行深入分析。

一、社会医疗保险的利益相关方

首先分析医疗保险管理涉及的主要利益相关团体，明确各利益相关集团的主要价值诉求，通过逻辑树模型构建医保管理运行机制，提出医保大数据建设的内容与逻辑框架，如图4-1所示：

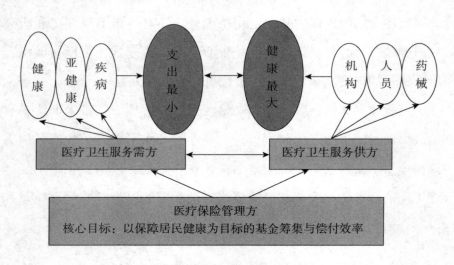

图4-1　医保管理涉及的主要利益相关团体及其诉求

从图4-1可以看出，医疗保险管理涉及的利益相关团体主体包括医疗卫生服务需方、医疗卫生服务供方，以及医疗保险管理机构本身。医保管理需要平衡医疗卫生服务供、需双方之间的利益关系，既要满足参保居民的利益诉求，还要考虑医疗卫生服务供方的利益诉求。因此，医保大数据需要包括能有效衡量卫生服务需方和供方利益诉求的相关信息，以保证医疗保险机构功能的正常发挥。

二、社会医疗保险管理的基本运行机制

（一）提高医保基金的筹集与支付效率

医疗保险管理一方面是基金的筹集，另一方面是基金的支付。医

疗保险管理的根本目标是"提高基金筹集与支付效率"。根据医保基金的筹集渠道与支付方向绘制医保管理运行的逻辑树模型,如图4-2所示。

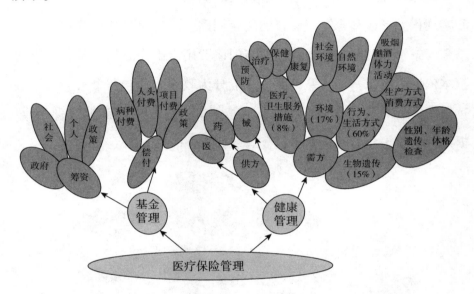

图4-2 基于医疗保险管理运行机制的逻辑树模型

从图4-2可以看出,医疗保险管理有两个重要内容:一是基金收支平衡,二是基金收支过程中对供需双方体现的激励与约束机制。医疗保险需要设计适宜制度,促进卫生服务供需双方在有限的基金约束下实现居民健康效应最大化。上述机制是医疗保险可持续发展的关键问题所在,因此基金管理和健康管理是医疗保险管理的两大逻辑分支。构建医保大数据要同时关注能反映基金管理与健康管理相关信息的数据,同时收集,不可偏废。

（二）医保基金筹集机制

医保基金筹集管理的逻辑框架是根据基金筹集的需要性、可行性和实现程度形成基金管理监督的闭合回路。医疗保险基金管理政策是基金筹集管理的重要依据。住院与门诊费用支出构成医保基金筹集的根本依据，医保基金的筹集渠道一般分为政府、社会和个人。基于上述框架，形成图4-3所示的医保基金筹集的逻辑框架模型。医保大数据建设需要包含能反映上述基金筹集机制的相关信息。

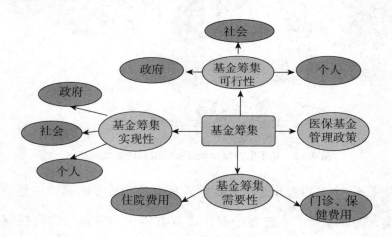

图 4-3　医疗保险基金筹集管理的逻辑框架

（三）医保基金支付机制

医保基金支付的实质是管理居民的疾病风险，需要考虑两个重要问题：疾病经济风险的财务转移和疾病风险的防范。财务风险转移即帮助参保居民支付医疗费用，疾病风险防范即尽可能降低疾病风险发生概率和疾病费用支付水平。

1. 医保基金发挥财务风险转移的机制

医疗保险帮助居民转移疾病财务风险，首先，需要对居民的疾病经济风险水平进行测量。其次，有针对性地制定医保偿付政策、完善政策，并实施基金偿付，并对偿付政策抵御疾病经济风险的实际效果进行有效性评价。

在居民收入分化背景下，疾病经济风险应该是一个相对数，它与医疗消费水平成正比，与收入水平成反比，医保管理需要结合参保居民的收入水平和实际医疗消费水平，综合判断不同居民面临的疾病经济风险水平。医保大数据需要收集反映居民收入水平和实际医疗消费需求的相关数据信息。

医保通过基金偿付，帮助参保居民转移疾病经济风险，降低因高额医疗费用支出造成的经济损失。基于此，医保基金支付帮助居民抵御疾病经济风险的能力是医疗保险管理效果测量的核心内容。这与医保偿付政策的设计有重要关联，在偿付政策指导下进行的基金偿付，表现为居民实际承担的医疗费用与收入水平的比值，通过对抵御疾病经济风险能力的评价，可以为医保偿付政策的完善提供依据。因此，医保大数据建设框架中应该包括医保基金偿付政策、偿付路径和偿付水平，以及最终由参保居民实际自付的医疗费用水平等信息。

2. 医保基金发挥疾病风险控制的机制

医保基金管理的实质，首先是财务风险转移，其次是疾病风险控制。疾病风险控制包括：事前控制、事中控制和事后控制。

事前控制主要是针对疾病风险因素，建立激励与约束机制。这样我们有必要分析一下健康的影响因素。近年来世界各国人群的疾病谱和死因谱发生了明显变化，慢性病和老年退行性疾病成为影响人群健康的主要卫生问题，健康影响因素发生了根本性变化，概括起来讲可以归结为四大类：一是生物遗传因素，对健康的影响占15%的比例；二是行为与生活方式，包括生产方式和消费方式，如：膳食结构不合理、吸烟、酗酒和体力活动不足等生活行为习惯，会严重影响居民的健康，该类因素对健康的影响占60%的比例；三是环境因素，包括社会环境和自然环境因素，合计占17%的比例；四是医疗卫生服务因素，对健康的影响占8%的比例。从上述健康影响因素分析结果来看，医疗保险实现健康保障的目标，不能单纯局限于基金收支平衡的简单财务管理，更要注重基金支付的导向和激励作用的设计。明确广大居民个人与家庭、医疗卫生服务机构，以及政府和社会在人群疾病预防、健康促进中各自责任的发挥，在此基础上设计激励与约束机制。

第四节　社会健康保险治理的大数据模型

从一般大数据概念模型设计需要包含的 8 个主题域来看，相对应的医疗保险大数据概念模型设计也包括几个重要领域。图 4-4 简单列出了二者之间的相互对应关系，可以看出主体框架基本一致。该框架从客服与营销域角度提示，医保大数据建设应该包括居民对服务满意度的评价，包括对医疗卫生服务供方的满意度评价和医疗保险机构服务满意度的评价等。

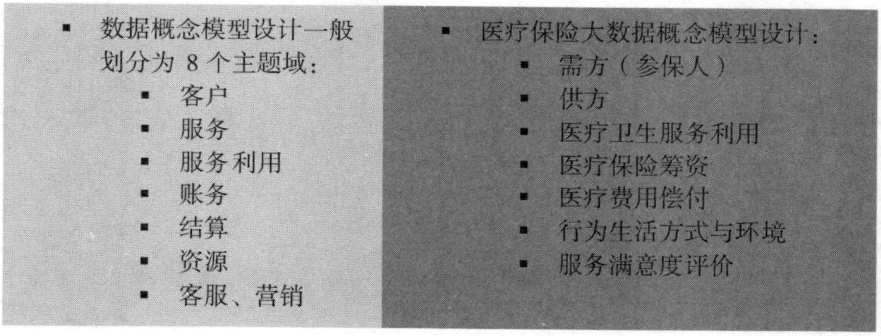

数据概念模型设计一般划分为 8 个主题域：	医疗保险大数据概念模型设计：
▪ 客户	▪ 需方（参保人）
▪ 服务	▪ 供方
▪ 服务利用	▪ 医疗卫生服务利用
▪ 账务	▪ 医疗保险筹资
▪ 结算	▪ 医疗费用偿付
▪ 资源	▪ 行为生活方式与环境
▪ 客服、营销	▪ 服务满意度评价

图 4 - 4 基于数据概念模型设计框架分析的医保大数据概念模型

概念数据模型是一组严格定义的模型元素的集合，这些模型元素精确地描述了系统的静态特性、动态特性以及完整性约束条件等，其中包括了数据结构、数据操作和完整性约束三部分。

按照医疗保险基金筹集、运转过程和绩效管理的原则，需要收集医疗卫生服务需方、供方，以及基金筹集和偿付有关的数据。具体归纳起来，可以形成四类数据实体模型，建立四类数据仓库。

一、以需方（参保人）为主题的数据仓库

（一）个人身份信息（数据来源于参保登记、健康医疗数据）

1. 人口学信息

姓名、性别、出生日期、民族、户籍类型、身份证件类别、身份证号、出生地、常居住地、迁出出生地日期、迁入现居住地日期、婚

姻状况、结婚日期、是否育有子女、死亡日期、死亡地……

2. 社会经济学信息

社会保障号、医疗保险类别、学历、学位、所学专业、职业类别、职业开始日期、职称、职称级别、职业终止日期、家庭年人均收入……。

(二)健康史信息(数据来源于居民电子健康档案)

1. 健康体检信息

健康生命体征与体格检查。

2. 疾病史信息

疾病种类、家族史、门诊情况、住院情况、手术情况、治疗效果。

3. 健康危险因素信息(数据来源于居民电子健康档案和社会发展统计)

(1)个人健康危险因素:①合理膳食:低脂高蛋白饮食、食物种类代码、日主食量(g)、目标摄盐量分级、每日饮水量。②戒烟限酒:吸烟状况、开始每天吸烟年龄、日吸烟量(支)、吸烟频率代码、吸烟时长(年)、停止吸烟时长(d)、戒烟年龄、接触二手烟情况、被动吸烟场所、饮酒标志、开始饮酒年龄、每日饮酒量(两)、饮酒频率代码、饮酒时长(年)、戒酒年龄。③适量运动:户外活动标志、户外活动时长[h、次运动时长(min)]、步行或骑自行车累计时长(min)。④其他个人健康危险因素:吸食非卷烟标志、日吸食非卷烟量、吸食非卷烟时长(年)、毒品注射史、非安全性行为、艾滋病接触史等。

（2）家庭健康危险因素：厕所类别、家庭厨房排风设施类别。

（3）环境健康危险因素：居住区域内空气、水、土壤、气候、地理信息、环境危险因素暴露类别、从事职业工种、开始从事有害职业日期、从事有害职业时长（年）。

二、以供方为主题的数据仓库

关于"医"的信息，包括：卫生机构、卫生人员、医疗服务操作基本信息。

1. 卫生机构信息

机构名称、组织机构代码、机构所在地、经济类型、成立日期、派出（分支）机构数量、从业人员数、开办资金金额（万元）、机构有无检验室标志。

2. 卫生人员信息

姓名、执业（助理）医师/护士证号码、行政/业务管理职务、行政职级、专业技术职务类别代码、资质考试合格标志、人员资质类别名称、资质证有效期开始日期、培训学时数（h）。

3. 医疗服务操作信息

《中国医疗服务操作分类与编码》

关于"药"的信息，包括：化学药、中药等信息。化学药：药物名称、生产企业、生产批号，ATC 编码、本位码、药物类型、药物剂型代码、药物使用说明书，药物疗程（d）、药物使用次剂量、药物使用剂量单位，价格。中药：《全国主要产品分类与代码》（GB/T

7635.1—2002）中药部分。

关于"械"的信息，包括：医疗器械、医用材料的信息。医疗器械：国家食品药品监督管理总局发布《医疗器械通用名称命名规则》，将于2016年4月1日起施行。医用材料：分类编码、医用材料名称、品牌、规格型号、计价单位、价格、医保支付类别、医保支付标准、物价收费编码、操作人、操作时间等（有待完善）。

关于"医疗服务利用"的信息，包括：电子病历、电子处方等信息。

疾病分类编码，可以利用ICD－10翻译版。

电子健康档案：主要体现在"需方"主题数据仓库中。

电子病历信息：2016年9月，国家卫计委发布《电子病历共享文档规范》《电子健康档案与区域卫生信息平台标准符合性测试规范》卫生行业标准，自2017年2月1日起施行。

4. 医疗服务利用价格，包括服务单元价格和总费用。

提供某次医疗服务利用的卫生机构与人员代码。

三、以"基金筹集"为主题的数据仓库

（一）"筹资需要性"信息（来源于医疗卫生费用）

1. 医疗总费用

医疗费用（门诊费用、住院费用）、预防保健费用。

2. 医保支付范围

医保支付政策参数、医保支付总费用。

（二）"筹资可行性"信息（来源于国民经济与社会发展统计信息）

（1）政府：地区生产总值、政府财政收入。

（2）社会：参保单位信息、参保人员总数、平均工资水平。

（3）个人：参保居民个人经济情况，工资收入、年人均可支配收入、恩格尔系数。

（4）政策：医保筹资政策参数。

（三）"筹资实现性"信息（来源于医保管理信息）

（1）政府：各级政府财政投入。

（2）社会：应缴费、实际缴费信息。

（3）个人：个人应缴纳保费、实际缴纳保费。

（4）其他：其他渠道保费收入水平。

四、以"基金偿付"为主题的数据仓库

（1）门诊偿付：门诊电子病历＋实际支付价格＋服务提供机构与人员。

（2）住院偿付：住院电子病历＋实际支付价格＋服务提供机构与人员。

（3）其他数据字典。为实现数据储存的标准化、规范化，需要对一些数据进行标准化处理，方便信息交换与处理，方便进行数据挖掘和决策支持系统的建立。

第五章

山西"看得见的希望"项目网络化运行机制

第一节　山西"看得见的希望"项目概述

本书借鉴中国山西"看得见的希望"项目（Children's Healthy Eyes Bring Educational Rewards，CHEER）实施效果的评价，论证网络化服务模式是如何将预防、医疗、保健、康复和健康教育融为一体的，提供健康驱动型服务的运行机制和实施效果。

CHEER 项目由香港渣打银行和国际奥比斯（Orbis）等四个国际防盲组织共同出资 625 万美元，于 2013 年启动实施的，项目实施周期 5 年。2018 年完成了项目实施效果的评价。CHEER 项目建立儿童眼健康筛查、转诊网络，提供眼病诊断、治疗和康复服务，支持视力和多重残疾儿童的早期教育干预，提高他们的生活质量。CHEER 项目将示范如何通过健康倡导、教育、减轻视力和其他残疾的负担来提高山西儿童的生活质量。

　　项目实施的主要特点是：通过教育、卫生和残疾人联合会等多部门参与，国际非营利性组织之间建立合作伙伴关系，依托学校和社区医生，针对儿童开展眼健康教育、视力筛查和转诊，在县级、市级和省级加强视光、眼病诊断、治疗和康复服务。提高项目地区儿童眼健康服务需求的同时，依靠建立起来的眼健康服务网络，为儿童提供安全、有效、经济、可及的眼健康服务，改善视力残疾和多重残疾儿童的视觉功能，增加其受教育机会（见图5-1）。

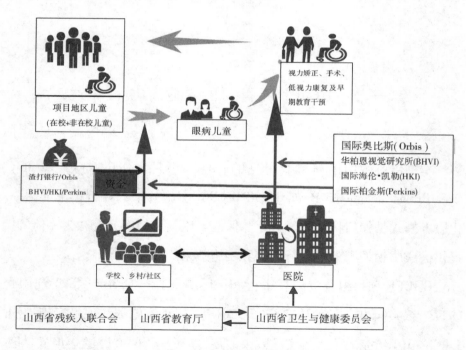

图5-1　中国山西"看得见的希望"项目实施与评估路线图

　　该项目最大的特点是建立和完善初级眼保健网络，加强县级、市级和省级眼健康问题的诊断和治疗，同时注重视力残疾儿童的康复服务提供，将预防、治疗和康复融为一体，提供以儿童眼健康为中心的全方位服务。该项目取得的成效和经验总结，对研究以健康为中心的服务运行机制可以提供有意义的借鉴。

CHEER 项目在山西省 15 个项目县设计了眼健康问题筛查网络，增加眼科服务提供能力的项目实施计划。主要内容：建立学校/社区 0—16 岁儿童眼健康筛查网络。改善 19 家医疗机构儿童眼健康服务设施，提供设备和人员培训，在 15 家县级医院建立医学视光服务，建立了验光和配镜部；对市级医院来讲主要为他们培训了视光服务人员。在山西省眼科医院和 3 家市级、8 家县级医院新建低视力服务门诊；为山西省眼科医院建立临床操作实验室和改善儿童眼病诊治设备，以便提高复杂儿童眼病的诊治能力；在太原市盲童学校建立了低视力教育资源中心；在两家儿童福利院和省残联下属的残疾儿童教育中心建立了共 3 家玩具图书馆；作为成本回收的方式，项目要求医院将视光服务的部分收入用于后续校内视力筛查，及为贫困儿童免费配镜等活动。

通过项目实施，分析对比视障及多重残疾儿童在改变疾病情况前后对学习的影响，向教育行政部门提出患儿接受平等教育的方案和措施。建立部门间沟通、协作的山西省儿童眼保健服务网络，构建运转有效的长效机制，形成具有可推广性的工作模式。

第二节 CHEER 项目背景下儿童眼健康服务
需求与利用研究

一、儿童眼健康服务需求与利用概述

中国山西"看得见的希望"项目，通过建立学校/乡村儿童眼健康筛查网络，以早期发现儿童眼健康问题，并通过加强眼健康服务提供网络建设，提高儿童对眼健康服务的可及性。项目实施的首要目标就是通过筛查与服务提供，提高儿童对眼健康服务的需求与利用水平。本书将对 CHEER 项目在改善儿童眼健康服务需求与利用方面的有效性进行评价。

为提高儿童眼健康服务需求和利用效率，中国山西"看得见的希望"（CHEER）项目在渣打银行、国际奥比斯、华柏恩视觉研究中心基金会、国际海伦·凯勒、国际柏金斯的资金和技术支持及山西省卫生、教育、残联部门的大力协调和支持下，开展了学校和乡村视力筛查、眼病筛查、转诊和治疗。通过对山西省 CHEER 项目县和非项目县 0—16 岁儿童眼健康需求和利用情况的调查，拟对 CHEER 项目提高儿童眼健康服务需求和利用的影响进行评价，为项目经验推广提供依据。

根据项目评估需要，设计山西省儿童眼健康调查问卷。问卷内容

有儿童人口学特征：包括性别、年龄、家庭居住地、家庭经济、参加医疗保险情况，以及被调查儿童的眼健康问题和被调查儿童眼科服务利用情况。

问卷发放的范围包括项目县和非项目县，项目县包括：阳城、清徐、灵石、左权、娄烦、阳曲、大同、左云、灵丘9个县，以及太原市万柏林特教学校和大同特教学校。样本来源以阳城县、清徐县、灵石县和左权县为主。非项目县样本来源于祁县。

问卷发放方式：将制作完成的问卷发到问卷星网站，由项目评估组与山西省眼科医院项目主管人联系，再由各项目县的项目经理联系所在项目县的中小学老师，由教师利用微信推送网络问卷链接地址给家长，由学生家长按照孩子的实际情况和问卷提示完成问卷填写。非项目县由评估组人员联系学校老师，老师通过微信推送网络问卷链接地址给家长。

二、儿童眼健康服务需求与利用研究方法

所有山西儿童眼健康调查资料导入 SPSS22.0，进行数据统计分析。

采用统计描述的方法，了解研究指标的频数和频率分布，采用95％ CI 推断儿童眼健康问题检出率及其可信区间。

采用行 * 列表计数资料的统计学推断方法，对儿童眼健康服务需求和利用的影响因素进行分析。

采用分层分析的方法，排除混杂因素，探讨 CHEER 项目对儿童

眼健康服务需求和利用的影响。

问卷在制作和修订过程中，征求专家意见，修订问卷条目、条目之间的逻辑跳转关系，并提高语言表达的准确性，以提高问卷资料收集的信度和效度。

调查收回问卷 8359 份，剔除年龄大于 16 岁的，部分项目县因收集问卷极少全部剔除，以及难以区分被调查儿童来自项目县还是非项目县的问卷，共计 501 份，用于分析的有效问卷 7858 份。其中，来自山西省 CHEER 项目地区的调查问卷 7351 份，非项目地区调查问卷507 份。

对数据填写进行逻辑检查，对数据进行逻辑检误，根据问卷条目之间的逻辑关系，矫正问卷数据填写的逻辑错误。

三、儿童眼健康服务需求与利用研究结果

（一）被调查儿童的一般情况概述

7858 份问卷中，来自 CHEER 项目县的 7351 份，非项目县 507份，其中阳城 5289 份，清徐 1479 份，灵石 488 份，左权 95 份。非项目县资料来源于晋中市祁县，共收回有效问卷 507 份（见表 5 – 1）。

对来自项目地区和非项目地区的被调查儿童基本情况进行比较，如表 1 所示：项目县和非项目县被调查儿童的年龄和居住地分布有统计学差异（$P < 0.05$）。性别、家庭贫困，以及参加医疗保险和视力或多重残疾儿童构成比没有显著差异。

表 5 – 1　被调查 0—16 岁儿童基本情况

观察指标		项目县					非项目县	均衡性检验a
		阳城	清徐	灵石	左权	合计	祁县	
调查人数	计数	5289	1479	488	95	7351	507	—
	构成(%)	67.3	18.8	6.2	1.2	93.5	6.5	
性别	男性	2610	741	258	45	3654	268	$X^2 = 4.410$, $df = 1$, $P = 0.353$
	构成(%)	49.3	50.1	52.9	47.4	49.7	52.9	
年龄**	0—6 岁	205	75	27	61	368	40	$X^2 = 14.668$, $df = 2$, $P = 0.001$
	构成(%)	3.9	5.1	5.5	64.2	5.0	7.9	
	7—12 岁	4244	1179	117	33	5573	396	
	构成(%)	80.2	79.7	24.0	34.7	75.8	78.1	
	13—16 岁	840	225	344	1	1410	71	
	构成(%)	15.9	15.2	70.5	1.1	19.2	14.0	
居住地**	城市	3014	811	64	75	3964	417	$X^2 = 154.239$, $df = 1$, $P < 0.001$
	构成(%)	57.0	54.8	13.1	78.9	53.9	82.2	
贫困户	是	328	111	49	27	515	38	$X^2 = 0.174$, $df = 1$, $P = 0.677$
	构成(%)	6.2	7.5	10.0	28.4	7.0	46.9	
医疗保险	是	4951	1403	434	84	6872	470	$X^2 = 0.472$, $df = 1$, $P = 0.492$
	构成(%)	93.6	94.9	88.9	88.4	93.5	92.7	
视力或多重残疾	是	205	53	32	2	292	27	$X^2 = 2.230$, $df = 1$, $P = 0.135$
	构成(%)	3.9	3.6	6.6	2.1	4.0	5.3	

注：＊＊，在 0.01 水平上有统计学差异。a，表示项目县合计与非项目县比较。

此次调查收集的 7858 名儿童的眼健康资料，其中男童 3922 人，占被调查总人数的 52.9%，女童 3936 人，占被调查儿童总数的 47.1%，项目县和非项目县比较被调查儿童性别分布没有显著性差异（见表 5 – 1）。

6 岁以下儿童 408 名，占 5.2%，7—12 岁儿童 5969 名，占 76.0%；13—16 岁的儿童 1481 名，占 18.80%。项目县与非项目县比较年龄分布有统计学差异（见表 5 – 1）。

项目县被调查儿童的城乡分布：3964 名儿童来自城市地区，占 55.8%，来自乡村的儿童 3477 名，占 44.2%。项目县与非项目县比较城乡分布有显著性差异（见表 5 – 1）。

从家庭经济状况来看，来自贫困家庭的儿童占 7.0%，项目县和非项目县比较没有显著性差异（见表 5 – 1）。

从参保率来看，被调查儿童医疗保险参保率为 93.4%，项目县和非项目县之间没有显著性差异（见表 5 – 1）。从视力或多重残疾来看，占被调查儿童总数的 4.1%，项目县和非项目县比较没有显著性差异（见表 5 – 1）。

（二）被调查地区情况概述

被调查的项目县和非项目县的人口与社会经济发展情况见表 5 – 2。

表 5 – 2　被调查的县区基本情况

县域名称	2016 年常住人口（万人）				2016 年居民可支配收入*（万元）		眼科服务资源 1. 独立眼科医院 2. 综合医院眼科
	总人口*	城镇*	农村*	0 ~ 16 岁人口	城镇	农村	
阳城	39.20	18.26	20.94	6.45	2.60	1.15	1
清徐	35.32	11.85	23.47	5.81	2.85	1.68	2
灵石	27.14	14.31	12.83	4.46	3.34	1.51	2
左权	16.58	7.31	9.27	2.72	2.37	0.47	2
祁县	27.36	10.93	16.43	4.5	2.86	1.48	1

注：*，表中数据来源于 2017 年《山西省统计年鉴》。

阳城县隶属于晋城市，2016 年总人口 39.20 万，城镇人口 18.26

万,占总人口的 46.6%。按照 2016 年山西省 0—15 岁人口占比
15.45% 加 1 个百分点即:16.45%,估算 0—16 岁人口约为 6.45 万
人。2016 年居民人均可支配收入 1.76 万元,其中,城镇居民 2.60 万
元,农村居民 1.15 万元,该县有一所眼科专科医院。

清徐县隶属于太原市,位于山西省中部,晋中盆地西北部。2016
年总人口 35.32 万,其中城镇人口 11.85 万,占总人口的 33.55%,
0—16 岁人口数约为 5.81 万。2016 年居民人均可支配收入 1.94 万元,
其中,城镇居民 2.85 万元,农村居民 1.68 万元。清徐县的眼科服务
由综合医院眼科提供。

灵石县隶属于晋中市,位于晋中盆地中部,是山西省重要的能源
化工基地,2016 年总人口 27.14 万,城镇居民 14.31 万,占总人口数
的 52.73%,0—16 岁人口约为 4.46 万。居民年人均可支配收入 2.35
万元,其中城镇居民 3.34 万元,农村居民 1.51 万元。眼科服务由当
地综合医院眼科提供,眼科卫生技术人员由 2012 年的 5 名,增加到
2017 年的 6 名。

左权县位于晋中市东南部,2016 年总人口 16.58 万,城镇居民
7.31 万,占总人口数的 44.09%,0—16 岁人口约为 2.72 万。居民年
人均可支配收入 1.22 万元,其中,城镇居民 2.37 万元,农村居民
0.47 万元。2012 年左权县人民医院眼科卫生技术人员 9 人,2016 年增
加到 17 名。祁县隶属于晋中市,2016 年总人口 27.36 万,城镇居民
10.93 万,占总人口的 39.94%。0—16 岁人口约为 4.5 万。居民年人
均可支配收入 1.95 万元,其中城镇居民 2.86 万元,农村居民 1.48 万
元。祁县人民医院设有五官科,没有独立眼科。2006 年新建一所民营

眼科专科医院。

（三）被调查儿童眼部问题检出情况

1. 被调查儿童眼部问题检出率

被调查的7858名儿童中，患有经医生诊断的各种眼部问题的儿童2261人，检出率为28.8%。被调查儿童眼部问题检出率由高到低依次为：屈光不正、弱视、斜视等。其中：屈光不正检出率13.1%（1026人/7858人）；弱视检出率7.9%（624人/7858人）；斜视检出率2.3%（179人/7858人）；上睑下垂、青光眼各13人，检出率均为0.165%；先天性白内障8人，检出率为0.10%。由家长报告的其他未知情况的眼部问题661人，检出率8.4%（见图5-2）。

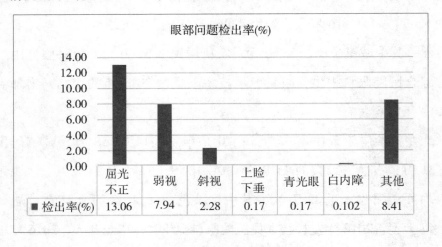

图5-2　被调查儿童各种眼部问题检出情况

在CHEER项目中，视力检查不一定是裸眼视力，比如已经配有眼镜的检查的是戴镜视力，即眼科中常说的日常生活视力（Presenting visual acuity），这样报告的屈光不正检出率会低于裸眼视力的屈光不正检出率。屈光不正、弱视和斜视为前三位的儿童眼部问题，合计占被调查儿童总数的72.5%（图5-2）。

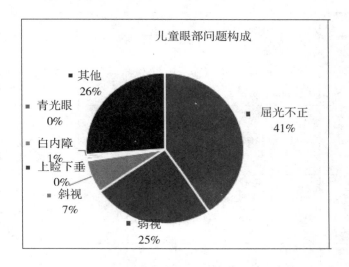

图 5-2　被调查儿童各种眼部问题构成图

2. 被调查儿童眼部问题基本情况

不同年龄儿童眼部问题检出情况。13—16 岁组，经医生诊断的眼部问题检出率最高，为36.9%；7—12 岁组最低，为26.6%。各年龄段儿童的主要眼部问题是屈光不正、弱视、斜视（见表5-3）。

表 5-3　被调查儿童分年龄段眼部问题检出情况

眼部问题	0—6 岁		7—12 岁		13—16 岁		显著性检验
	人数	检出率（%）	人数	检出率（%）	人数	检出率（%）	
经医生诊断的眼部问题**	129	31.6	1585	26.6	547	36.9	$X^2 = 64.089$, $df = 2$, $P < 0.001$

眼部问题	0—6 岁		7—12 岁		13—16 岁		显著性检验
	人数	检出率（%）	人数	检出率（%）	人数	检出率（%）	
其中							
屈光不正**	63	15.4	690	11.6	273	18.4	$X^2 = 51.543$, $df = 2$, $P < 0.001$
弱视*	42	10.3	451	7.6	131	8.8	$X^2 = 6.428$, $df = 2$, $P = 0.040$
斜视*	16	3.9	125	2.1	38	2.6	$X^2 = 6.575$, $df = 2$, $P = 0.041$
上睑下垂	3	0.74	9	0.15	1	0.07	$X^2 = 8.959$, $df = 2$, $P = 0.011$
先天性白内障**	3	0.74	3	0.05	2	0.14	$X^2 = 17.819$, $df = 2$, $P < 0.001$
青光眼	2	0.49	7	0.12	4	0.27	$X^2 = 4.426$, $df = 2$, $P = 0.109$
其他**	38	9.3	455	7.6	168	11.3	$X^2 = 22.252$, $df = 2$, $P < 0.001$

注：*，表示在 0.05 水平上有显著性差异，**，表示在 0.01 水平上有显著性差异。

（四）不同居住地儿童眼部问题分布情况

居住在城市的儿童眼部问题检出率为29.7%，乡村为27.6%，二者有显著性差异。其中，屈光不正检出率，城市儿童为14.1%，高于乡村儿童的11.7%，二者差异有显著性（$P<0.01$）（见表5-4）。

表5-4 依居住地分布的儿童眼部问题检出情况

眼部问题	城镇		乡村		显著性检验
	人数	检出率(%)	人数	检出率(%)	
经医生诊断的眼部问题*	1082	29.7	781	27.6	$X^2=3.916$, $df=1$, $P=0.048$
其中					
屈光不正**	619	14.1	407	11.7	$X^2=10.031$, $df=1$, $P=0.002$
弱视	355	8.1	269	7.7	$X^2=0.356$, $df=1$, $P=0.551$
斜视	89	2.0	90	2.6	$X^2=2.704$, $df=1$, $P=0.100$
上睑下垂	9	0.21	4	0.12	$X^2=0.959$, $df=1$, $P=0.327$
先天性白内障	5	0.11	3	0.09	$X^2=0.148$, $df=1$, $P=0.701$
青光眼	5	0.11	8	0.23	$X^2=1.578$, $df=1$, $P=0.209$
其他	370	8.4	289	8.3	$X^2=0.045$, $df=1$, $P=0.832$

注：*，表示在0.05水平上有显著性；**，表示在0.01水平上有显著性。

（五）CHEER 项目对儿童眼健康服务需求的影响

1. CHEER 项目对儿童眼部问题检出率的影响

由被调查儿童家长报告的0—16岁儿童经医生诊断的眼部问题患病率为28.8%，项目县地区为28.1%，非项目县地区为38.3%，两者比较，差异具有统计学意义（$P < 0.001$）（见表5-5）。项目县儿童眼部问题检出率，灵石最高、左权最低，可能与两县被调查儿童年龄分布差异有关。非项目县儿童眼部问题检出率高于项目县（$X^2 = 52.301$，$df = 4$，$P < 0.001$）（见表5-5）。

表5-5　CHEER 项目县与非项目县经医生诊断的眼部问题检出情况比较

是否项目地区			经医生诊断的眼部问题**		显著性检验[a]
			人数	检出率（%）	
是否项目地区	是	阳城	1530	28.9	$X^2 = 23.822$ $df = 1$, $P < 0.001$
		清徐	358	24.2	
		灵石	160	32.8	
		左权	19	20.0	
	合计		2067	28.1	
	否	祁县	194	38.3	

注：＊＊，表示在0.01水平上有显著性差异。a，表示项目县地区合计与非项目县地区比较。

年龄是项目县与非项目县儿童眼部问题检出率比较的混杂因素，项目县儿童年龄结构偏高，会提高项目县儿童眼部问题检出率，但项目县儿童眼部问题检出率依然低于非项目县，说明 CHEER 项目降低了儿童眼部问题检出率。由表5-6可见，7岁以下，项目县和非项目县儿童眼部问题检出率没有差异，7 岁以后，尤其是 7—16 岁，项目县儿童的眼部问题检出率显著低于非项目县。

表 5 - 6 　按年龄分层的项目县与非项目县儿童眼部问题检出率比较

年龄		经医生诊断的眼部问题		显著性检验
		人数	检出率（%）	
0—6 岁	项目县	116	31.5	$X^2 = 0.016$ $df = 1$, $P = 0.899$
	非项目县	13	32.5	
	合计	129	31.6	
7—12 岁**	项目县	1436	25.8	$X^2 = 26.662$ $df = 1$, $P < 0.001$
	非项目县	149	37.6	
	合计	1585	26.6	
13—16 岁	项目县	515	36.5	$X^2 = 2.119$ $df = 1$, $P = 0.145$
	非项目县	32	45.1	
	合计	547	36.9	

注：＊＊，表示在 0.01 水平上有显著性差异。

儿童居住地是项目县与非项目县儿童眼部问题检出率比较的混杂因素，按照儿童居住地分层，如表 5 - 7 所示：无论在城市还是农村地区，均显示出项目县儿童眼部问题检出率显著低于非项目县（$P < 0.001$）。

表 5 – 7　按居住地分层的项目县与非项目县儿童眼部问题检出率比较

居住地		经医生诊断的眼部问题		显著性检验
		人数	检出率（%）	
城市**	项目县	1149	29.0	$X^2 = 9.438$
	非项目县	151	36.2	$df = 1$,
	合计	1300	29.7	$P = 0.002$
农村**	项目县	918	27.1	$X^2 = 18.736$
	非项目县	43	47.8	$df = 1$,
	合计	961	27.6	$P < 0.001$

注：＊＊，表示在 0.01 水平上有显著性差异。

2. CHEER 项目对儿童屈光不正检出率的影响

CHEER 项目县儿童屈光不正检出率为 12.1%，低于非项目县的 27.0%，差异有统计学意义（$P < 0.001$）（见表 5 – 8 – 1）。

表 5 – 8 – 1　项目县与非项目县儿童屈光不正检出情况比较

是否项目地区			屈光不正		显著性检验[a]
			人数	检出率（%）	
是否项目地区**	是	阳城	655	12.4	$X^2 = 93.107$
		清徐	144	9.7	$df = 1$,
		灵石	77	15.8	$P < 0.001$
		左权	13	13.7	
	合计		889	12.1	
	否	祁县	137	27.0	

注：＊＊，表示在 0.01 水平上有显著性差异。a，表示项目县地区合计与非项目县地区比较。

关于儿童屈光不正收集回来的数据发现：有戴眼镜但未报告屈光

不正情况，项目县为 15.3%，非项目县为 7.3%，那么表 5 - 8 - 1 中的屈光不正可视为生活视力屈光不正，如果加上戴眼镜但未报告屈光不正的情况即为裸眼视力屈光不正，项目县和非项目县分别为 27.4% 和 34.3%，差异有显著性（$P = 0.001$）（见表 5 - 8 - 2）。

表 5 - 8 - 2　项目县与非项目县儿童裸眼视力的屈光不正比较

	项目县	非项目县	显著性检验
报告屈光不正戴眼镜（人数）	758	84	
报告屈光不正未配眼镜（人数）	131	53	
未报告屈光不正但戴眼镜（人数）	889	37	
被调查总人数	7351	507	
裸眼视力屈光不正（%）**	27.4	34.3	$X^2 = 11.263$, $df = 1$, $P = 0.001$

注：**，表示在 0.01 水平上有显著性差异。

生活视力屈光不正是影响儿童眼健康的主要问题，因此接下来重点分析项目县与非项目县儿童的生活视力屈光不正。

年龄作为项目县与非项目县儿童屈光不正检出率比较的混杂因素，按年龄分层后，CHEER 项目县儿童屈光不正检出率低于非项目县。如表 5 - 9 所示，各年龄段儿童屈光不正检出率，项目县均低于非项目县，差异有统计学意义（$P < 0.05$）。

表 5 - 9　按年龄分层的项目县与非项目县儿童屈光不正检出率比较

年龄		屈光不正		显著性检验
		人数	检出率（%）	
0—6 岁	项目县	46	12.5	$X^2 = 24.869$ $df = 1$, $P < 0.001$
	非项目县	17	42.5	
	合计	63	15.4	
7—12 岁**	项目县	590	10.6	$X^2 = 77.785$ $df = 1$, $P < 0.001$
	非项目县	100	25.3	
	合计	690	11.6	
13—16 岁*	项目县	253	17.9	$X^2 = 4.701$ $df = 1$, $P = 0.030$
	非项目县	20	28.2	
	合计	273	18.4	

注：*，表示在 0.05 水平上有显著性差异。**，表示在 0.01 水平上有显著性差异。

按儿童居住地分层，比较项目县和非项目县儿童屈光不正检出率，表 5 - 10 显示：无论是城市还是农村，项目地区儿童屈光不正检出率均低于非项目县，差异均有显著性（$P < 0.001$）。

表 5 - 10　按居住地分层的项目县与非项目县儿童屈光不正检出率比较

居住地		屈光不正		显著性检验
		人数	检出率（%）	
城市**	项目县	513	12.9	$X^2 = 48.421$ $df = 1$, $P < 0.001$
	非项目县	106	25.4	
	合计	619	14.1	
农村**	项目县	376	11.1	$X^2 = 46.222$ $df = 1$, $P < 0.001$
	非项目县	31	34.4	
	合计	407	11.7	

注：**，表示在 0.01 水平上有显著性差异。

3. CHEER 项目对儿童弱视检出率的影响

被调查儿童弱视检出率为 7.9%，其中 CHEER 项目县地区为 8.1%，非项目县地区为 5.5%（$X^2 = 4.336$，$df = 1$，$P = 0.037$）（见表 5 – 11）。在四个项目县中，阳城县儿童弱视检出率最高，为 9.1%，其他三个项目县与非项目县相近。

表 5 – 11　CHEER 项目县与非项目县儿童弱视检出情况比较

			弱视		显著性检验[a]
			人数	检出率（%）	
项目地区**	是	阳城	483	9.1	$X^2 = 4.336$ $df = 1$, $P = 0.037$
		清徐	76	5.1	
		灵石	28	5.7	
		左权	5	5.3	
	合计		592	8.1	
	否	祁县	28	5.5	

注：*，表示在 0.05 水平上有显著性差异。a，表示项目县地区合计与非项目县地区比较。

按照年龄分层比较项目县与非项目县儿童弱视检出率，如表 5 – 12 所示，7—12 岁组儿童弱视检出率：项目县显著高于非项目县。0—6 岁组，项目县与非项目县之间没有发现统计学差异，可能需要增加样本量以提高检验效能。

表 5 – 12　按年龄分层的项目县与非项目县儿童弱视检出率比较

年龄		弱视		显著性检验
		人数	检出率（%）	
0—6 岁	项目县	39	10.6	$X^2 = 0.375$ $df = 1$， $P = 0.540$
	非项目县	3	7.5	
	合计	42	10.3	
7—12 岁 **	项目县	433	7.8	$X^2 = 5.502$ $df = 1$， $P = 0.019$
	非项目县	18	4.5	
	合计	451	7.6	
13—16 岁 *	项目县	124	8.8	$X^2 = 0.095$ $df = 1$， $P = 0.758$
	非项目县	7	9.9	
	合计	131	8.8	

注：*，表示在 0.05 水平上有显著性差异。**，表示在 0.01 水平上有显著性差异。

4. CHEER 项目对儿童斜视检出率的影响

儿童斜视检出率 CHEER 项目县地区为 2.2%，非项目县地区 3.4%，差异没有统计学意义（$X^2 = 13.385$，$df = 4$，$P = 0.010$）。四个项目县中，灵石县儿童斜视检出率最高（4.3%），清徐县最低（1.9%），差异具有显著性（见表 5 – 13）。儿童斜视发生的原因复杂，灵石位于山西晋中盆地，是山西省重要能源化工基地，被山西省监控的污染排放企业为 10 家，阳城县没有，清徐县 1 家，左权县 2 家，祁县为 3 家①。灵石县儿童斜视检出率高是否与环境污染有关值得研究。

———————————

① http://www.sxhb.gov.cn/

表5-13　CHEER项目县与非项目县儿童斜视检出率比较

			斜视		显著性检验[a]
			人数	检出率（%）	
是否项目地区**	是	阳城	111	2.1	$X^2 = 13.385$ $df = 4$, $P = 0.010$
		清徐	28	1.9	
		灵石	21	4.3	
		左权	2	2.1	
	合计		162	2.2	
	否	祁县	17	3.4	

注：＊，表示在0.05水平上有显著性差异。a，表示五个县之间的比较。

5. CHEER项目县与非项目县儿童其他眼部问题检出率

项目县和非项目县儿童上睑下垂、先天性白内障、青光眼的检出率较低，其他眼部问题检出率分别为8.4%和8.5%，未发现项目县与非项目县儿童上述眼部问题检出率之间的差异（见表5-14）。

表5-14　项目县与非项目县儿童其他眼部问题检出率

眼部问题	项目县		非项目县		显著性检验
	人数	检出率(%)	人数	检出率(%)	
上睑下垂	12	0.16	1	0.20	$P > 0.05$
先天性白内障	7	0.10	1	0.20	$P > 0.05$
青光眼	13	0.18	0	0	$P > 0.05$
其他	618	8.4	43	8.5	$P > 0.05$

（六）CHEER 项目对儿童眼健康服务利用的影响

1. CHEER 项目对儿童眼科服务利用的影响

在 7858 名被调查儿童中，有 2261 名患有经医生诊断的眼部问题，其中 1815 名儿童接受过眼科服务利用，眼科服务利用率为 80.3%。表 5-15 为患有经医生诊断的眼部问题的儿童眼健康服务利用情况：CHEER 项目县地区为 81.1%，非项目县地区为 71.6%，二者比较有统计学差异（$X^2 = 9.969$，$df = 1$，$P = 0.002$）。验光率：CHEER 项目县为 67.2%，高于非项目县的 57.7%，差异有统计学意义（$P = 0.006$）。配镜率：CHEER 项目县为 64.2%，高于非项目县的 53.1%，差异有统计学意义（$P = 0.002$）。

表 5-15 项目县与非项目县患有眼部问题儿童的眼科服务利用情况[a]

	项目县		非项目县		显著性检验
	人数	构成比(%)	人数	构成比(%)	
眼科服务利用[**]	1676	81.1	139	71.6	$X^2 = 9.969$，$df = 1$，$P = 0.002$
验光[**]	1389	67.2	112	57.7	$X^2 = 10.397$，$df = 1$，$P = 0.006$
配镜[**]	1326	64.2	103	53.1	$X^2 = 9.325$，$df = 1$，$P = 0.002$

注：a，眼部问题指的是"经医生诊断的眼部问题"，＊＊，表示在 0.01 水平上有统计学差异。

被调查的患有经医生诊断的眼部问题儿童中，1815 名儿童利用了眼科服务。从眼科服务利用机构来看，县眼科医院/县医院眼科占

53.6%，其中项目县为 54.4%，非项目县为 43.2%，眼镜店利用比例，项目县为 19.7%，非项目县为 28.1%。项目县儿童在山西省眼科医院就诊的构成比 10.7%，低于非项目县的 18.7%，二者比较，儿童眼科服务利用机构分布差异有显著性（$P < 0.005$）（见表 5-16）。说明 CHEER 项目的实施，对增强儿童对县级眼科服务的可及性，有利于降低越级就医的经济负担。

表 5-16　项目县与非项目县儿童眼科服务利用机构比较

调查地区**		眼镜店	县眼科医院/县医院眼科	市眼科医院/市医院眼科	山西省眼科医院	其他	显著性检验
项目县	人数	331	912	64	180	189	$X^2 = 16.830$ $df = 4$, $P = 0.002$
	构成（%）	19.7	54.4	3.8	10.7	11.3	
非项目县	人数	39	60	3	26	11	
	构成（%）	28.1	43.2	2.2	18.7	7.9	

注：**，表示在 0.01 水平上有统计学差异。

2. CHEER 项目对儿童屈光不正矫正的影响

7858 名被调查儿童中，有 1026 名儿童患有屈光不正。对于屈光不正的最佳矫正措施是及时配戴合适度数的眼镜。被调查患有屈光不正的儿童，验光比例为 83%，配镜的比例为 82.1%。

（1）儿童屈光不正矫正情况。与非项目县比较，项目县患有屈光不正儿童的验光配镜比例为 85.8%，非项目县为 65.0%，未矫正比例项目县为 10.3%，非项目县为 27.0%，屈光不正矫正情况分布差异有显著性（$X^2 = 37.208$，$df = 2$，$P < 0.001$）（见表 5-17）。裸眼视力屈光不正儿童的配戴眼镜情况，项目县为 95.3%，非项目县为 69.5%，

147

二者差异有显著性 ($\chi^2 = 119.415$，$df = 1$，$P < 0.001$)。

被调查对象中，配镜儿童平均年龄 11 岁，项目县（11.1 岁）和非项目县（11 岁）比较没有显著性差异。用于屈光不正矫正的费用，即：由家长报告的被调查儿童眼部问题产生以来的总体治疗费用估计。项目县人均花费 1033.1 元，非项目县人均花费 908.7 元，二者比较没有显著性差异。项目县和非项目县合计统计，人均配镜矫正花费的中位数 1000 元，众数 1000 元，均数 1024 元。

表 5-17 CHEER 项目对儿童屈光不正矫正的影响

			屈光不正矫正			总计	显著性检验
			验光配镜	其他方法a	未矫正		
是否项目地区**	是	计数	763	34	92	889	$X^2 = 37.208$, $df = 2$, $P < 0.001$
		比例(%)	85.8	3.8	10.3	100	
	否	计数	89	11	37	137	
		比例(%)	65.0	8.0	27.0	100	
总计		计数	852	45	129	1026	
		比例(%)	83.0	4.4	12.6	100	

注：＊＊，表示在 0.01 水平上有显著性。a，其他方法包括大部分未注明的方法、药物治疗及 3 例斜视或上睑下垂合并屈光不正的手术。

（2）儿童屈光不正配眼镜机构情况。屈光不正儿童配眼镜的机构以县医院和眼镜店为主，项目县 32.7% 在县眼科医院/县医院视光中心，40.8% 在眼镜店；非项目县 22.6% 在县眼科医院/县医院视光中心，54.8% 在眼镜店，差异有显著性（$\chi^2 = 5.557$，$df = 1$，$P = 0.018$）。

3. CHEER 项目对儿童弱视治疗的影响

被调查的 7858 名儿童中，有 624 例报告的弱视儿童，弱视儿童的治疗率为 88.5%，其中 CHEER 项目县儿童弱视接受治疗的比例为 88.6%，非项目县地区为 85.7%，未发现二者之间有统计学差异（$x^2 = 0.217$，$df = 1$，$P = 0.642$）。

在 552 名接受弱视治疗的儿童中，治疗机构选择不同。项目县儿童弱视治疗在县眼科医院/县医院眼科和眼镜店的比例高于非项目县，在山西省眼科医院的比例（10.8%）低于非项目县（37.5%），差异有显著性（$P = 0.003$）（见表 5 – 18）。

表 5 – 18 项目县与非项目县儿童弱视治疗机构分布

调查地区 **		眼镜店	县眼科医院/县医院眼科	市眼科医院/市医院眼科	山西省眼科医院	其他	显著性检验
项目县	人数	84	314	21	57	52	528
	构成（%）	15.9	59.5	4.0	10.8	9.8	100
非项目县	人数	2	11	0	9	2	24
	构成（%）	8.3	45.8	0	37.5	8.3	100
合计	人数	86	325	21	66	54	552
	构成（%）	15.6	58.9	3.8	12.0	9.8	100

注：$**$：$\chi^2 = 16.271$，$df = 4$，$P = 0.003$.

4. CHEER 项目对儿童其他眼部问题治疗的影响

被调查儿童其他眼部问题还包括：斜视、上睑下垂、先天性白内障、青光眼，以及未注明原因的其他眼部问题，因上述眼部问题报告人数少，合并在一起，比较项目县和非项目县上述儿童眼病的治疗情况。

在 874 名其他眼部问题儿童中，669 名接受过治疗，占 78.8%。其中，项目县儿童得到治疗的比例为 79.8%（628 人/787 人），非项目县为 66.1%（41 人/62 人），二者比较差异有显著性（$X^2 = 6.426$，$df = 1$，$P = 0.011$）。

如果将弱视儿童也列入其他眼部问题中，接受治疗的比例为 82.3%（1132 人/1375 人），其中项目县为 83.1%（1074 人/1292 人），高于非项目县的 69.9%（58 人/83 人），差异有统计学意义（$X^2 = 9.407$，$df = 1$，$P = 0.002$）。

针对上述眼部问题的验光比例，项目县儿童为 52.6%（414 人/787 人），高于非项目县的 43.5%（27 人/62 人），差异有统计学意义（$X^2 = 6.426$，$df = 2$，$P = 0.040$）。

上述眼部问题儿童的配镜比例，项目县为 49.3%（388 人/787 人），高于非项目县的 35.5%（22 人/62 人），差异有显著性（$X^2 = 4.394$，$df = 1$，$P = 0.036$）。

在 669 名接受治疗的儿童中，项目县和非项目县儿童接受治疗的机构分布不同，项目县儿童在县级眼科医院/县医院眼科、眼镜店和山西省眼科医院治疗的比例分别为 55.3%（347 人/628 人）、16.4%（103 人/628 人）和 12.9%（81 人/628 人），非项目县儿童在上述机构治疗的比例分别为 31.7%、24.4% 和 31.7%。二者比较差异有显著性（$X^2 = 16.020$，$df = 4$，$P = 0.003$）。项目县儿童县级眼科服务利用率较高。

四、儿童眼健康服务需求与利用讨论与结论

(一) 项目县和非项目县的选择

关于研究区域的选择，项目县主要选择了清徐、阳城、左权和灵石县，非项目县选择了晋中祁县。从项目县和非项目县的社会经济发展水平来看，祁县位于晋中市，交通便利、城乡居民可支配收入较高，低于灵石县，与清徐、阳城相近，高于左权县。从眼科资源分布来看，2006 年，祁县新建一所民营医院。祁县人民医院是县级公立综合医院，设有五官科，没有独立眼科。选择调查的项目县中，阳城建设有一所公立眼科医院。综上所述，调查的 CHEER 项目县和非项目县在社会经济发展水平和眼科资源配置上有一定可比性。

关于问卷发放与调查样本量的问题。问卷发放采用了问卷收集效率较高的网络自填方式。由项目组定向发放问卷填写网址，委托项目县和非项目县的在校老师、乡村医生，用微信向儿童/学生家长推送问卷填写网址。该方法可以高效收集儿童青少年相关资料，问卷收集效率较高。

关于问卷填写方式，本次调查采用儿童青少年监护人（主要是父母）自填问卷的方式填写调查问卷，由于眼科专业术语较多，儿童视力检查的专业性强，对儿童裸眼视力、矫正视力、低视力等概念的理解和知晓有偏差，可能导致对儿童青少年视力水平的填写误差较大、缺失值较多，问卷通过一题多问的方式，以及逻辑关联问题，方便问

卷的后期审核。另外，向家长调查儿童眼部问题，着重强调以"医生明确诊断"的眼部问题为判断依据。最后，问卷设计了条件分支问题和自动跳答技术，以进一步提高儿童眼部问题调查的信度和效度。

（二）关于项目县与非项目县调查资料的代表性与可比性

调查所选的项目县综合了不同经济发展水平和眼科资源分布，对项目县有一定的代表性，四个项目县融合的经济、地理、交通与眼科服务资源与所选的非项目县的经济、地理、交通与眼科服务资源方面有一定的可比性。祁县在经济、地理位置、交通和眼科服务资源方面，在全省属于中上等水平，具有一定的优势，通过收集的资料发现，祁县儿童也接受过学校儿童眼健康筛查。

从样本量来看，各县收回的有效问卷数量相当于当地0—16岁儿童总数的1%以上的数量，左权县略低，从样本量来看满足评估要求。

从被调查儿童的基本情况来看，被调查儿童性别、家庭贫困、医疗保险覆盖情况，以及代表儿童眼健康状况的视力或多重残疾分布情况，在项目县和非项目县之间均衡一致。只有儿童年龄和居住地分布有所差异，在评估过程中采用统计学技术消除非均衡可比性因素对项目评估的影响。

综上所述，本次研究收集的资料样本量充足，对项目县具有代表性，参加评估的项目县和非项目县在各种影响因素方面均衡可比，保证了本次评估结果与结论的代表性和可靠性。

（三）被调查儿童眼部问题检出情况

本次评估的所有被调查儿童眼部问题检出率为28.8%（该数据沿袭前文统计口径，是以儿童病例数为分子的"检出率"，不是病种检出率；

项目县0—16岁儿童屈光不正检出率12.1%，这个数据无误。因为13.1%是包括了项目县和非项目县在内的儿童屈光不正检出率。

（四）CHEER项目对儿童眼健康服务需求的影响

项目县0—16岁儿童眼部问题检出率28.1%，低于非项目县的38.3%，并有显著性差异。排除混杂因素的影响后，CHEER项目县儿童眼部问题检出率依然低于非项目县。主要原因是项目县儿童最主要的眼部问题——以日常生活视力定义的屈光不正检出率为13.1%，低于非项目县的27%。

研究结果提示：屈光不正作为儿童最大可预防的眼公共卫生问题，CHEER项目的实施不仅筛查眼部问题，而且提供一系列连续预防、治疗和康复服务，从预防角度，通过提供针对学生、老师和家长的大量眼健康教育，及时有效地满足了儿童眼发育期的保健需求，为有效预防儿童屈光不正产生了非常明显的效果，从长期来看有助于降低筛查对象的视光服务需求。

项目县儿童弱视检出率高于非项目县，高于文献报道水平。与其他有外形改变的眼病相比，弱视是不容易被人们及时发现的儿童眼病，CHEER项目通过儿童眼健康筛查，通过专业的帮助，可以有效发现儿童弱视，并让家长知晓，从而提高弱视治疗的需求。

对于斜视、上睑下垂、白内障、青光眼和其他未说明原因的眼部问题检出率，项目县与非项目县比较没有显著性差异。主要原因是这些眼部问题，可以通过观察儿童眼外形及早发现，不同县区之间检出率的差异可能与实际儿童眼部患病率水平有关，而不是项目筛查导致的。

综上，CHEER项目通过提供系统全面的眼健康教育，对有效满足儿童眼发育期的卫生保健需求、预防屈光不正有重要作用，可影响因患病率降低而使筛查对象对屈光不正的视光服务需求下降。CHEER项目通过筛查，对及早发现不易被家长主动觉察到儿童眼病有重要帮助，对提高儿童眼科服务需求有影响。

（五）CHEER项目对儿童眼健康服务利用的影响

项目县有眼部问题的儿童获得眼科服务利用的比例为81.1%，高于非项目县的71.6%，差异有显著性；有眼部问题儿童验光比例67.2%，高于非项目县的57.7%，差异有显著性，有眼部问题儿童配镜的比例64.2%，高于非项目县的53.1%，差异有显著性。

患有屈光不正的儿童，在当地项目县接受验光和配镜的矫正比例均高于非项目县，而屈光不正未矫正比例低于非项目县。经检验，差异均有统计学意义。

项目县儿童眼科服务和视光服务利用，在县眼科医院/县医院眼科（视光中心）的构成比高于非项目县，而眼镜店服务利用的构成比低于非项目县。

CHEER 项目通过培训和支持县级医院的眼科服务，可以有效满足儿童眼科服务/视光服务的需求。项目县患有眼部问题的儿童，对眼科服务的利用率和视光服务的利用率均高于非项目县，而且对县级医院的眼科服务/视光服务的利用率高于非项目县。

综上所述，CHEER 项目的实施提高了儿童眼科服务/视光服务利用，对促进儿童眼健康有重要意义。

（六）结 论

CHEER 项目的实施，满足了儿童眼健康发育期的卫生保健需要，对有效预防儿童屈光不正有明显的作用。CHEER 项目对及早发现儿童眼病，尤其是弱视等不易单凭外观及早发现的儿童眼病，提高儿童眼健康服务需求有重要意义。CHEER 项目可提高儿童眼部问题的治疗、康复，对提高有眼部问题儿童对眼科/视光服务的利用有促进作用，对提高县眼科医院/县医院眼科（视光服务）利用有重要作用。

第三节　CHEER 项目对提升项目县眼科服务能力的影响性评价

一、眼科服务能力研究概述

中国山西 CHEER 项目拟通过建立学校/乡村筛查转诊网络，提高对0—16岁儿童眼健康问题筛查的覆盖率，通过各村的筛查信息员在15个县开展一次村级非在校儿童视力损伤和其他残疾筛查。结合15个县现有的中小学生健康普查，对所有小学和中学的孩子进行两次校园视力筛查和转诊。对筛查出来的眼病患儿或疑似眼病儿童转诊到相应的高质量的眼科服务提供机构，使得儿童眼病得到早发现、早诊断和早治疗。同时通过项目实施，提高县级医院视光服务能力、弱视治疗、斜视术后随访和低视力诊察服务能力。本研究拟对CHEER项目实施后，儿童眼病筛查系统和县级医院眼科/眼科医院服务提供能力进行评价，对CHEER项目的经验总结与推广提供依据。

评估的主要目的是了解CHEER项目实施前后，对项目县眼科服务提供能力的影响。CHEER项目建立的包括学校、乡村医生在内的儿童眼健康问题辅助早发现系统对提高儿童眼健康服务质量的有效性。CHEER项目实施后，县级医院、眼镜店和服务点的验光、配镜服务效果评价，对弱视和简单水平斜视的诊治能力和对复杂眼病的转诊路径建立情况。

二、眼科服务能力研究设计

设计调查表，收集定量研究资料。从15个项目县抽取8个项目县，包括娄烦、浑源、左云、灵丘、广灵、阳城、左权和灵石，在被抽取的县医院眼科/县眼科医院发放调查表，收集CHEER项目实施前、实施后，即2012—2017年的县级人口信息、眼科服务提供和服务资源信息。

在调查的 8 个项目县中，CHEER 项目启动之前，阳城县具有县级眼科医院，眼科服务资源服务能力较其他医院强些。其他 7 个项目县为县级综合医院内部设立眼科，眼科资源薄弱，服务提供能力普遍较差。在 CHEER 项目实施 5 年后，对其服务提供能力进行评估。

首先，采用访谈法，收集定性研究资料。对项目县医院眼科服务人员进行访谈，了解 CHEER 项目对其服务提供能力的影响。

采用统计描述的方法，比较 CHEER 项目实施前后，项目县 0—16 岁儿童眼健康筛查情况、眼科门诊服务提供与儿童眼病转诊情况，以及项目县眼科医务人员和设备配备情况，用以反映 CHEER 项目对项目县眼科服务提供能力的影响。

采用《山西省统计年鉴》数据作为全人群和 0—16 岁人口数量有研究的支撑材料，增强数据的权威性和可靠性；其次，项目县收集的各项资料来源于项目工作和信息系统数据积累。通过以上数据采集渠道，保证数据来源的可靠性。对收集回来的数据进行逻辑审核，发现存在的问题，及时与数据采集人员联系，核对数据来源和调查口径，保证数据的准确性。

三、眼科服务能力研究结果

根据历年《山西省统计年鉴》数据①，2012—2016 年，全省 16 岁以下儿童占总人口的比例为 16.4% 到 15.4%，历年递减（见图 5 - 4）。

---

① http：//www.stats‐sx.gov.cn/tjsj/tjnj/

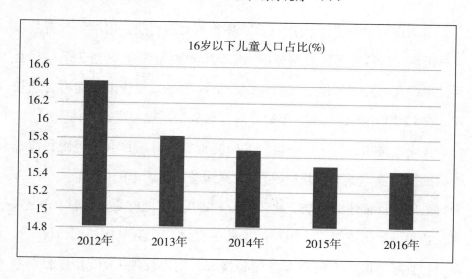

图 5-4　2012—2016 年全省 16 岁以下儿童所占人口比例

2012 年 CHEER 项目实施之初，各县报告的 0—16 岁儿童人数约为 69.01 万人。被调查的 8 个项目县，0—16 岁儿童总数约为 35.35 万人。2016 年，按照《山西统计年鉴》推算的 15 个项目县 0—16 岁儿童总数约为 62.52 万人。被调查的 8 个项目县，0—16 岁儿童总数约为 30.99 万人。

（一）项目县社会经济发展水平

根据山西省历年统计年报数据，被调查的 8 个项目县城乡居民年人均可支配收入逐年增长，但从图 5-6 可以看出，城乡居民可支配收入水平差别较大，农村居民低于城镇居民，其次县域之间居民可支配收入差异较大，灵石最高、娄烦最低。

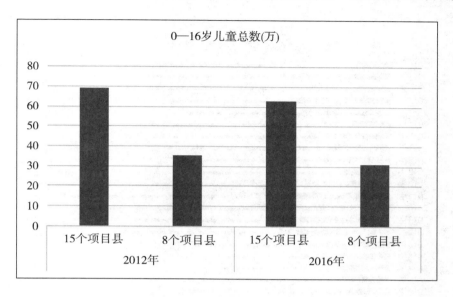

图5-5 2012年各项目县报告的全县0—16岁儿童总数

（二）CHEER 项目实施前后，儿童眼健康筛查、转诊情况

1. CHEER 项目实施前后，儿童眼健康筛查情况

中国山西 CHEER 项目为了提高儿童眼健康保健，由华柏恩视觉研究中心（Brien Holden Vision Institute，BHVI）和国际海伦·凯勒（Helen Keller International，HKI）支持儿童眼健康筛查及筛查相关的培训。通过培训教师、社区信息员，使其成为初级眼保健筛查员，建立学校和乡村儿童眼健康筛查系统。项目实施期间要求对所有小学和中学的孩子进行两次校园视力筛查，对筛查出来有视力问题、眼病或疑似眼病的儿童，进一步进行检查、治疗或转诊。

图5-4是根据项目县提供的分年度筛查人数与中小学学生人数之比统计的儿童眼健康筛查比例。由图5-7可见，阳城县从 CHEER 项

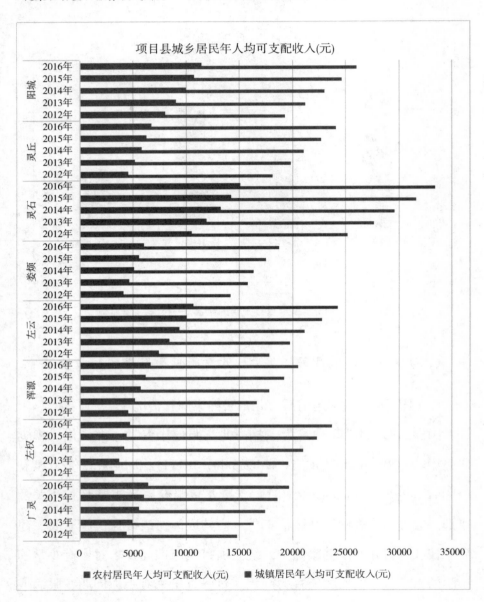

图 5-6   被调查的 8 个 CHEER 项目县城乡居民可支配收入情况

目实施前的 2012 年就开展儿童眼健康筛查，其他 7 个项目县，是在

CHEER 项目启动之后，经过视光服务和筛查培训后，各项目县从 2014 年在项目支持下启动了儿童眼健康筛查活动。

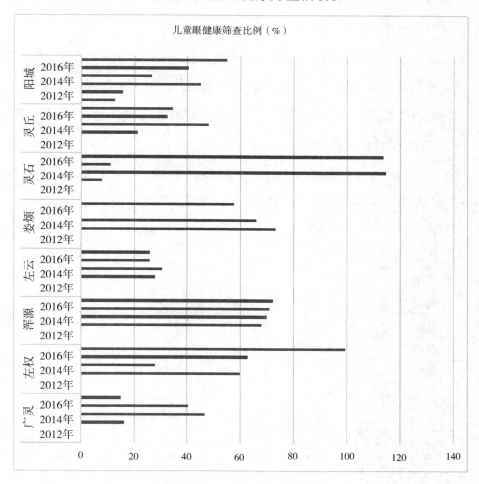

图 5 – 7　项目县各年度儿童眼健康筛查情况统计

截止到 2018 年第一季度，所有项目县至少完成两轮学校眼健康筛查，部分项目县正在进行或已经完成第三轮筛查。按照评估课题组向各项目县收集的数据，8 个项目县共计为 54. 29 万儿童进行了眼健康筛查，按照 8 个项目县 25.62 万中小学学生统计，2014—2017 年学校眼健康筛查覆盖率达到 211.9%，意味着 8 个项目县普遍完成 2—3 轮学校眼健康筛查。

按照项目管理信息系统提供的数据，至 2018 年第二季度，8 个项目县已全部完成两轮筛查，其中有 6 个项目县已经开始了第 3 轮筛查，每轮筛查人数如表 5 - 19 所示。在项目结束时，实现了每个项目县进行 2—3 轮学校眼健康筛查目标。

表 5 - 19　调查的各项目县儿童眼健康筛查情况 *　单位：人

项目县	第一轮筛查	第二轮筛查	第三轮筛查	累计筛查
娄烦	14, 019	12, 621	10, 987	37, 627
浑源	28, 890	29, 352	8, 345	66, 587
灵丘	32, 652	31, 723	15, 684	80, 059
左云	15, 324	13, 950	0	29, 274
灵石	38, 379	37, 537	12, 692	88, 608
左权	19, 904	20, 594	14, 637	55, 135
阳城	42, 461	34, 016	23, 925	100, 402
广灵	22, 802	20, 015	0	42, 817
合计	214, 431	199, 808	86, 270	500, 509

注：*，表中数据来源于项目管理信息系统报告。该系统中筛查人数的核算采取了较严格的控制标准，导致筛查总人数低于项目县报告的筛查总人数，但不影响项目实施效果的评价。

与 CHEER 项目实施前相比，CHEER 项目县建立了有效的学校/乡村儿童眼健康筛查系统，对保护儿童眼健康，提高项目县儿童眼健康服务需要有重要作用。

2. CHEER 项目实施前后，儿童眼健康筛查后转诊情况

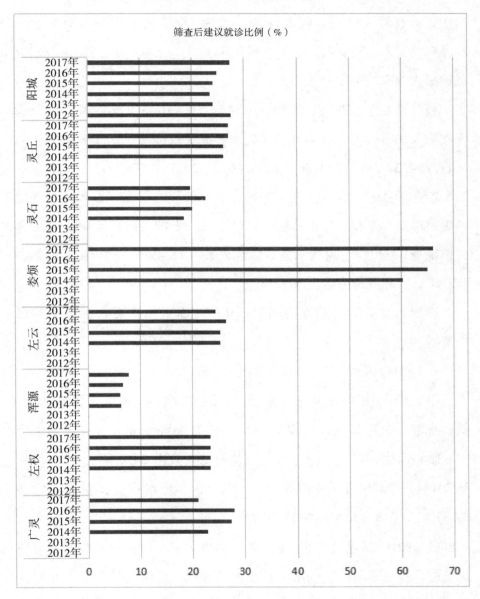

图 5－8　8 个项目县儿童眼健康筛查后建议就诊比例

统计的 8 个项目县，2014—2017 年眼健康总筛查人次 54.29 万人，其中，筛查后建议到医院就诊的人数为 13.25 万，占筛查总人数的 24.4%。其中，浑源县最低，一般小于 10%，娄烦县最高，一般建议就诊率在 60%—70%（见图 5-8）。

统计的 8 个项目县，2012—2017 年，0—16 岁儿童眼科门诊就诊人次数 8.07 万，0—16 岁儿童视光服务人次数 8.50 万，分别占筛查总人数（54.29 万）的 14.86% 和 15.66%。2017 年第 4 季度—2018 年第 2 季度统计的 9 个项目医院（包括：大同、灵石、高平、娄烦、晋城市眼科医院、左权、晋中一院、晋中二院、阳城县眼科医院）儿童眼健康筛查 97270 人，筛查后建议就诊人数占 13.49%，建议配镜人数占 3.97%，实际配镜人数占 3.42%。

进行儿童眼健康筛查的同时，实施老师、学生和家长的眼健康教育。

3. 项目县眼科服务人力资源配备情况

（1）CHEER 项目实施前后，8 个项目县眼科医务人员数量比较。被调查的 8 个项目县，从 2012—2017 年，眼科服务人员数量逐年增加，眼科医生、护士、验光师和配镜师总人数由 2012 年的 62 人增加到 2017 年的 136 人（见图 5-9），以上四类眼科服务人员年均增加 23.87%，年均增长速度为 17.01%。

（2）CHEER 项目实施前后，8 个项目县千人口儿童数眼科人力资源比较，按照眼科医生、眼科护士、验光师、配镜师统计 0—16 岁儿童千人口眼科医务人员数量。项目实施前，15 个项目县统计的 0—16 岁儿童千人口眼科医务人员数为 0.23 人，8 个项目县统计的千人口眼科医务人员数为0.18人，而项目实施5年后，2017年被调查的8个项目县，0—16岁儿童千人口眼科医务人员数量增加为0.38人（见表5-20）。

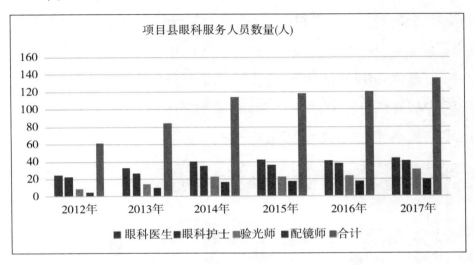

图5-9 2012—2017年8个项目县眼科卫生技术人员数量及变化

表5-20 CHEER 项目实施前后0—16岁儿童千人口眼科医务人员数

时间	统计范围	0—16岁儿童总数（人）	眼科医务人员数量（人）	0—16岁儿童眼科医务人员数（人/千人口）
CHEER 项目实施前（2012年）	15个项目县	690114	158	0.23
	8个项目县	347392	62	0.18
CHEER 项目实施后（2017年）	8个项目县	353566	136	0.38

（3）CHEER 项目实施前后，项目县医院眼科视光服务人员配备比较。在8个项目县的136名眼科医务人员中，参加 CHEER 项目提供

的眼科服务能力培训，累计达139人次。CHEER项目的实施，帮助县级医院建立了视光服务中心。被调查的8个项目县，2012年，有6个医院没有验光师，占被调查医院的75%，7个医院没有配镜师，占被调查医院的87.5%。到2017年，8个被调查项目县，在县级医院均配备了验光师和配镜师（见图5－10）。通过对项目县眼科医务人员访谈，了解到CHEER项目不仅帮助县级医院建立了视光服务，而且提高了县级眼科视光服务质量，验光和配镜准确率上升，另外部分项目县医务人员可完成简单小儿眼科手术。

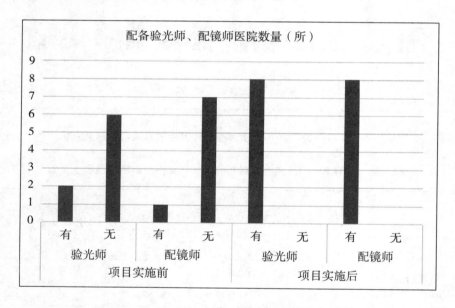

图5－10　CHEER项目实施前后8所县级医院配备验光师、配镜师情况

4. CHEER项目实施前后，项目县医院眼科服务设备配备情况比较

从CHEER项目县医院眼科/眼科医院的设备配备情况看，项目给各医院提供了项目计划书中他们需要开展活动必需的设备。从图5－

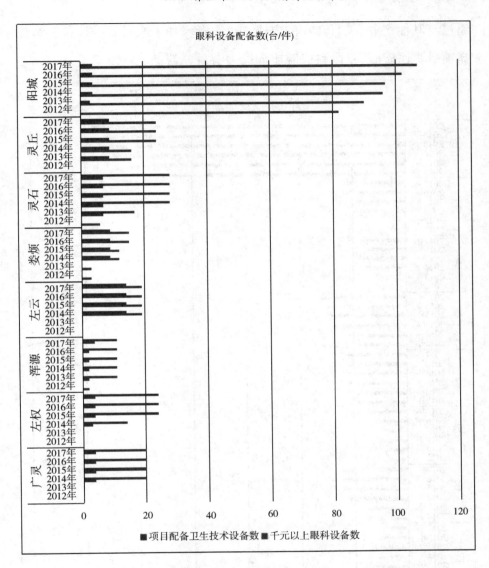

图 5 – 11 CHEER 项目县医院眼科/眼科医院服务设备配备情况

11 可见，项目实施后，从 2013 年开始，由 CHEER 项目提供的设备明显增加，为项目医院开展眼科服务，提高儿童眼科服务提供能力奠定基础。阳城、灵丘、左云和左权县，除了项目提供的设备之外，医院通过与其他企业/项目合作的方式，也逐渐增加了眼科服务设备，对提高项目县医院眼科/眼科医院服务能力有重要帮助。

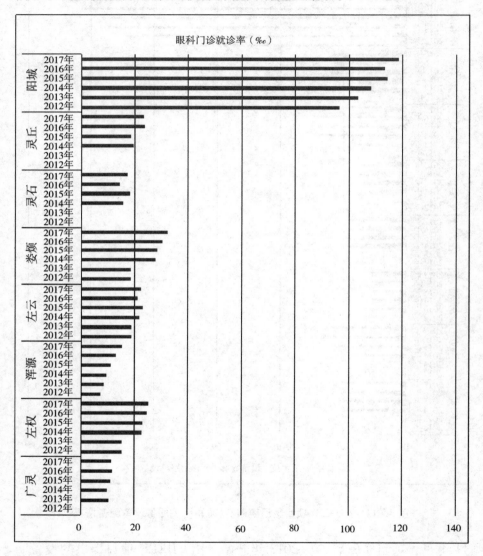

图 5−12 CHEER 项目实施前后项目县医院眼科全人群年门诊就诊率比较

5. CHEER 项目实施前后，项目县医院眼科门诊服务提供情况比较

（1）项目县全人群眼科门诊年度就诊率。收集 8 个项目县医院眼科/眼科医院的年门诊就诊人次数，根据山西省统计年报的县域总人口数，计算年度项目县医院眼科/眼科医院门诊就诊率。眼科门诊就诊率最高的为阳城县眼科医院，2012 年之前低于 100‰，2013 年之后超过了 100‰，浑源县和广灵县较低，但均呈现逐年增长趋势（见图 5 - 12）。

（2）项目县医院眼科/眼科医院 0—16 岁儿童眼科门诊年度就诊率比较。项目县 0—16 岁儿童眼科门诊就诊情况的比较，在 2012—2013 年度，6 个项目县关于 0—16 岁儿童眼科就诊数据的缺乏，导致难以进行前后比较。阳成眼科医院服务提供能力最强，浑源县医院眼科服务提供能力较差，但是随着项目推行，年度眼科门诊率逐年上升，而且有 6 个项目县的 0—16 岁儿童就诊率高于全人群眼科就诊率（见图 5 - 13）。

（3）CHEER 项目实施前后，项目县医院眼科视光服务利用率比较。2012—2013 年，8 所项目医院中，6 所医院无法为 0—16 岁儿童提供视光服务，2013 年之后，全部 8 所被调查项目医院均可以提供视光服务，且出现 0—16 岁儿童在县级医院的视光服务利用率明显提升，一些项目县有逐年增长趋势，个别县呈现先升后降的趋势（见图 5 - 14），可能与学校筛查工作有关。0—16 岁儿童视光服务利用率，阳城县眼科医院最高，为 156‰，浑源县最低，在 2‰—5‰。

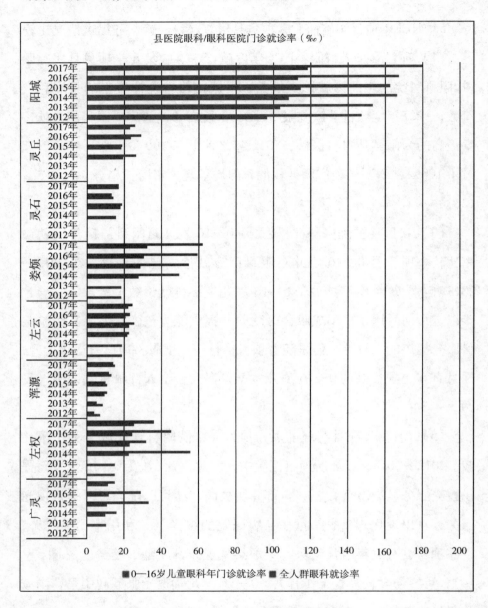

图 5 - 13　CHEER 项目县 0—16 岁儿童县级医院眼科/眼科医院门诊就诊率比较

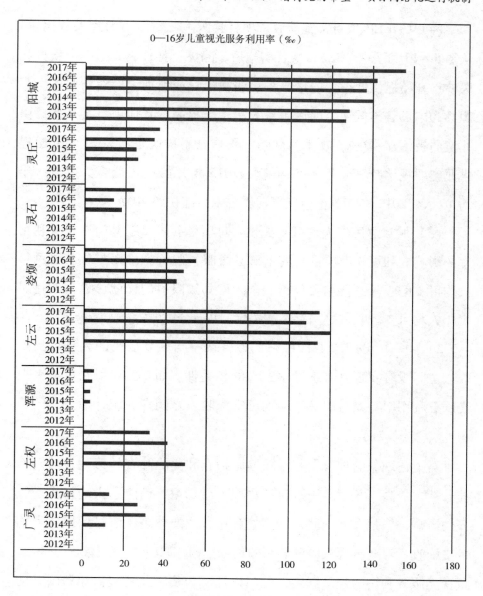

图 5 – 14 项目县 0—16 岁儿童县级医院眼科/眼科医院视光服务利用率比较

（4）CHEER 项目实施前后，项目县医院儿童眼病治疗人数比较。从图 5 – 15 可见，CHEER 项目实施后，除灵石县外，其他 7 个项目县医院均开始提供低视力门诊服务、弱视治疗或斜视术后随访服务。浑源县和广灵县年低视力门诊服务人次逐年提高，其他项目县开始提供儿童弱视治疗和/或斜视术后随访。阳城县眼科医院从 2014 年开始提供儿童弱视治疗，年平均 5046 例，2015 年开始提供低视力康复，年均 46 人，2012—2017 年，年平均斜视术后随访约 20 人。

（5）城乡居民年人均可支配收入对项目县居民眼科门诊服务利用率的影响。利用 8 个项目县的人群县级眼科门诊就诊率与城乡居民年人均可支配收入进行相关分析。全人群县级眼科门诊就诊率与农村居民年人均可支配收入之间存在相关性，Pearson 相关系数为 0.363（$P = 0.032$），0—16 岁儿童县级眼科门诊就诊率与城乡居民的人均可支配收入之间没有发现具有统计学意义的相关性。而 0—16 岁儿童县级视光服务利用率与农村居民年人均可支配收入之间存在统计学意义的相关性（表 6 – 21）。

对上述现象的理解，儿童眼健康筛查和免除筛查转诊儿童的门诊挂号费，提高了儿童县级眼科门诊服务就诊率，消除了人均可支配收入的影响，但是在视光服务利用过程中，主要体现了农村居民年人均可支配收入对儿童视光服务利用的约束。CHEER 项目考虑到了贫困儿童视光服务利用的经济制约，专门设计了为贫困儿童提供免费眼镜的内容，今后还需要进一步采取措施，以降低低收入家庭儿童视光服务利用的经济性约束。

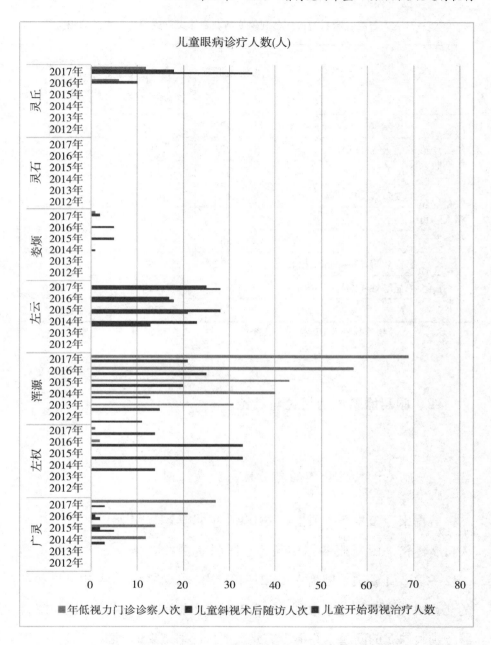

图 5 - 15　CHEER 项目县医院眼科儿童眼病服务提供情况

表5－21 人群县级眼科门诊服务利用率与城乡居民可支配收入之间的相关性

		全人群年就诊率	0—16岁儿童县级眼科门诊就诊率	0—16岁儿童县级视光服务利用率
城镇居民年人均可支配收入	皮尔森（Pearson）相关	.221	.238	.208
	显著性（双尾）	.203	.198	.298
	N	35	31	27
农村居民年人均可支配收入	皮尔森（Pearson）相关	.363*	.328	.455*
	显著性（双尾）	.032	.071	.017
	N	35	31	27
居民人均可支配收入	皮尔森（Pearson）相关	.332	.299	.414*
	显著性（双尾）	.073	.129	.040
	N	30	27	25

注：＊＊，相关性在0.01水平上显著；＊，相关性在0.05水平上显著。

四、眼科服务能力讨论与结论

（一）关于数据收集的可靠性与代表性问题

数据来源于8个中国山西CHEER项目县，收集2012—2017年的人口、经济、眼科服务提供数量、眼科资源配备情况。一些数据在2012—2013年缺失，因为在2012—2013年，这些项目县并未开展相关的儿童眼健康服务。考虑到CHEER项目实施前的某些县级医院眼科服务项目缺乏的问题，并不影响此次项目评估结果的判断。

对于项目县0—16岁儿童人口数量，可用于儿童眼科服务提供与就诊率的判断，因此该数据获取比较关键。项目县0—16岁儿童数量的估计，是基于《山西统计年鉴》全人群数据和基线调查时各项目县汇报的0—16岁人口比例作出的推算，但是未经0—16岁人口变动趋势进行年度变化的调整。

其他数据均来源于项目县的项目资料积累与统计。

数据来源具有一定可靠性，总体上利用以上数据进行CHEER项目对项目县儿童眼健康服务提供能力影响估计，具有较高的可信度。

（二）CHEER项目对儿童眼健康筛查、转诊与眼视光服务利用的影响

眼科公共卫生服务研究中，许多学者非常关注儿童视力筛查的潜在价值[7]，尤其关注学龄前儿童视力筛查[8,9]，并详细介绍了筛查技术[10]及其可靠性[11]。CHEER项目通过培训乡村筛查员和学校老师，掌握儿童视力和屈光不正的筛查技术，对0—16岁儿童眼健康问题进行筛查，尤其是对在校学生至少完成2—3轮的眼健康筛查。根据项目信息系统显示的资料，截至2017年12月，所有项目县已经实现了全部筛查两轮，2018年1月少数地区在两轮筛查基础上开始实施第3轮筛查，总人数已经超过130万，完成率达到了102%。调查的8个项目县，均完成至少2轮的学校眼健康筛查。项目的实施使得项目县学校/儿童眼健康筛查有无到有，并在3—4年的时间内完成2—3轮学校眼健康筛查。

儿童眼健康筛查后，2014—2017年8个项目县的平均建议就诊比例为24.8%，视光服务利用率比例15.66%，而到了项目末期，儿童

筛查后建议就诊比例降低为 13.49%，建议配镜人数占筛查总人数的 3.97%，实际配镜人数占筛查总人数的 3.42%。

CHEER 项目开展儿童眼健康筛查的同时，对学校老师、学生和家庭普及眼保健知识，对改善儿童眼保健行为，提高儿童眼健康水平有重要作用，正如调查数据反映的 CHEER 项目后期，经筛查的儿童建议就诊率降低、建议的视光服务利用率和实际利用率的下降，一定程度上说明 CHEER 项目对改善基层儿童眼健康服务能力、提高儿童眼健康水平的重要作用。

（三）CHEER 项目对提升县级医院眼科/眼科医院服务资源的影响

首先，CHEER 项目设计了眼科医务人员的培训，通过人员培训和服务人员数量的增加；其次，CHEER 项目根据项目医院提供服务的要求，分别配备了儿童眼科服务提供所需要的各种眼科设备，明显增强了县级医院眼科/眼科医院的资源配备，为服务能力的提升奠定了重要基础。

（四）CHEER 项目对提升县级医院眼科/眼科医院服务提供能力的影响

从 CHEER 项目实施后，项目县医院眼科就诊人次、全人群眼科门诊就诊率、0—16 岁儿童县级医院眼科就诊率明显增加，对 0—16 岁儿童视光服务利用、斜视术后随访、弱视治疗，以及低视力诊察服务的服务能力从无到有，服务数量有一定的增加趋势。说明 CHEER

项目的实施对提高县级医院眼科/眼科医院的服务能力有重要的积极影响，并且一定程度上缓解了因经济因素制约的0—16岁儿童眼科门诊就诊率的影响。但是儿童配镜率与农村居民可支配收入之间的相关性，也说明尽管CHEER项目考虑到了贫困儿童的配镜可及性约束，设计了为贫困儿童免费配镜的内容，依然无法彻底缓解经济因素对儿童配镜的制约作用，从一个侧面也说明，CHEER项目为贫困儿童免费配眼镜的设计非常有必要。

（五）结论

CHEER项目的实施，对提高儿童眼健康筛查、转诊，增加县级医院眼科/眼科医院的人力和设备配备、提高县级医院眼科/眼科医院的服务提供能力产生了明显的促进作用。对项目县构建初级儿童眼保健网络，改善儿童眼健康状况发挥了重要的示范作用，尤其是学校/社区儿童眼健康筛查、基层眼科人力资源培训和眼科服务基本设备的配备，是构建完善的初级儿童眼保健网络的关键要素，对提升基层医疗机构眼科服务提供能力，改善儿童眼健康状况有非常重要的影响。

（六）研究的局限性与建议

本次评估研究的局限性：项目县儿童获得眼健康筛查后，可以准确获得"建议转诊人数"，但无法获得实际转诊到医院就诊的人数。因为诸如筛查后学生/家长将转诊号丢失等原因，无法统计到准确的项目筛查后实际就诊人数。在本次评估研究过程中，将项目县医院眼科就诊的0—16岁儿童就诊率和视光服务利用率作为CHEER项目筛查后对儿童眼健康服务利用的估计，可能存在高估倾向。在项目末期的建议配镜率和实际配镜率的估计是按照系统报告的资料估计的，可能存在低估的倾向。

改进建议：今后建议将儿童眼健康筛查、服务利用等资料列入居民健康档案中，建立统一标识的识别码，有利于观察儿童眼健康保健干预效果的评价。

致谢：感谢中国山西"看得见的希望"项目对本评估报告的支持，感谢官春红经理对项目评估方案的真诚与专业性指导，感谢山西省眼科医院项目负责人曾建林主任对项目资料收集提供的极大帮助，感谢广灵、灵丘、左权、娄烦、阳城等8个项目县对项目评估调查资料填写中的大力支持。

第四节　CHEER 项目背景下儿童眼健康服务的经济性评价

一、儿童眼健康服务的经济性评价概述

了解 CHEER 项目对改善儿童眼健康服务的经济性；本节采用经济学投入-产出评价法，以儿童眼健康筛查、眼保健健康教育费用为投入指标，以项目县与非项目县比较儿童屈光不正检出率的降低、验光配镜费用的降低为产出指标，研究投入产出比。研究结果表明：项

目县儿童眼健康筛查的直接投入成本为 2.12 元/人，筛查到每名建议就诊儿童的成本为 7.4—15.7 元。以人均 1000 元屈光不正的矫正费用为产出，项目县儿童屈光不正降低以 7% 估计，计算得到 CHEER 项目儿童眼健康筛查每投入 1 元，可以获得因屈光不正患病率降低所产生的直接经济收益 33—39 元。15 个项目县按照 70 万儿童估计，推算的项目末期直接经济收益为 720.6 万美元。得到以下研究结论：CHEER 项目构建的初级眼保健网络对预防儿童屈光不正具有较高的经济性，具有极好的直接经济效益和长期社会效益。

二、儿童眼健康服务的经济性评价研究设计

CHEER 项目实施 5 年来，通过开展学校/乡村儿童眼健康筛查，及早发现儿童眼部问题，并建立转诊提供有效的眼健康问题干预，对促进构建预防与治疗相结合，由社区—学校—县、市、省级眼科服务组成的，具有早发现、早诊断、早治疗特点的儿童眼保健服务网络有重要意义。理论上讲，CHEER 项目的实施，促进项目地区构建了初级儿童眼保健服务网络，对提高资源利用效率、提高儿童眼健康服务利用的经济性、有效性有重要意义。本评估报告对 CHEER 项目构建的儿童眼健康服务体系的经济性进行评价，为项目经验总结推广提供依据。

（一）评估内容

CHEER 项目在改善儿童眼健康状况方面的经济性评价。

1. CHEER 项目的投入：CHEER 项目通过实施学校/社区筛查，开展眼健康教育，构建了初级眼保健网络，通过加强综合医院眼科/眼科医院建设，尤其是县级医院眼科/县级眼科医院对儿童眼部问题筛查、诊断、治疗和康复。课题组认为以上是 CHEER 项目的特色投入内容。

2. CHEER 项目的主要产出：通过系列评估报告（一）、（二）、（三）的研究结果，表明 CHEER 项目的主要产出表现在以下几方面：一是儿童屈光不正检出率明显降低，推断 CHEER 项目通过筛查和眼健康教育达到了预防儿童屈光不正发生率所致的结果。二是项目县儿童因屈光不正验光配镜费用的节约。将上述内容作为项目的主要产出，评价项目的投入产出效果。

（二）评估方法

采用投入－产出法，评价 CHEER 项目产出的经济性

（1）投入测量：CHEER 项目实施周期长，投入的资金数量大，用于培训、筛查项目县地区眼科设备配备。本次研究采用儿童眼健康筛查费用作为投入指标。

（2）产出测量：鉴于指标的可测量性，本研究将筛查儿童总人数、筛查后建议就诊人数作为产出效果测量指标，将项目县与非项目县比较，因屈光不正下降而减少潜在的儿童验光配镜费用作为产出效益测量指标。

三、儿童眼健康服务的经济性评价研究结果

儿童眼健康筛查的成本投入，包括教师培训、社区信息员的培训，以及直接成本消耗，以项目县报告的数据为准。儿童眼健康筛查的产出为接受筛查的人数，以及筛查后建议就诊人数。

1. 以"筛查人数"为产出的项目筛查成本效果分析

在被调查的 8 个项目县中，将实施儿童眼健康筛查人数和相应的筛查费用分别进行累加，计算平均值。

以"筛查人数"为产出的儿童眼健康筛查成本效果计算公式：

$$\bar{x} = \sum_{i=1}^{n} x_i / \sum_{i=1}^{n} y_i \qquad 公式1$$

$\bar{x}$：表示"以筛查人数"为产出的平均每名儿童眼健康筛查费用

x_i：表示项目县报告的年度筛查费用

y_i：表示项目县报告的年度筛查儿童人数

i：表示项目县以年度为单位报告的系列数据

n：表示项目县报告数据的系列总数

以年度为单位收集的项目县儿童筛查资料累计，共 454798 人，相应的筛查费用累计，共 1020381.32 元，将相关数据代入公式 1，计算得到：平均每名儿童筛查费用为 2.12 元。

与项目计划的人均筛查成本 1.8 元/人相比，实际超出项目计划成本 0.32 元。但是广灵县提供的数据显示，该项目县严格按照人均 1.8 元完成了学校筛查。

2. 以"建议就诊儿童数"为产出的项目成本效果分析

根据被调查项目县儿童眼健康筛查后,"建议就诊人数"为项目产出,计算项目的成本效果。

筛查后建议就诊率与儿童眼部问题患病率有关。评估报告(一)估算的项目县儿童经医生诊断的眼部问题患病率为28.1%,评估报告(二)中显示:项目县筛查后建议就诊率为24.4%。筛查后建议就诊率会随着项目的滚动实施而逐渐下降,到项目末期,筛查后建议就诊率下降到13.5%。三组数据对评估筛查后建议就诊率有重要帮助。

以建议就诊儿童为产出的项目成本效果 = 平均每名儿童筛查费用/筛查后建议就诊概率   公式2

投入水平:最低投入人均1.8元,最高投入人均2.12元。

产出水平:最低查出,筛查后建议就诊率13.5%,最高产出,筛查后建议就诊率24.4%。

将投入成本与项目产出数据代入上述公式2,计算识别出每个需就诊儿童的项目成本范围为:7.4—15.7元/人。

筛查儿童眼部问题概率越高,相对筛查成本越低,反则,被筛查儿童眼部问题发生概率较低,筛查成本会提高。

3. 以"屈光不正患病率"减少为产出的 CHEER 项目成本效益分析

以"儿童屈光不正"患病率降低作为 CHEER 项目产出:以潜在验光配镜费用节约为收益,计算 CHEER 项目的成本效益。

项目县儿童眼健康筛查的成本计划为:1.8元/人,实际计算结果为2.12元/人,因屈光不正的矫正治疗费用的节约为直接经济收益,平均每名儿童屈光不正的矫正治疗花费按照家长报告的中位数 1000 元估计。

CHEER 项目县对降低儿童屈光不正患病率的影响，可以表示为：

$$\Delta R = R_a - R_b \qquad\qquad 公式 3$$

ΔR：CHEER 项目降低儿童屈光不正患病率

R_b：CHEER 项目终期，项目县儿童屈光不正检出率

R_a：同期调查的非项目县儿童屈光不正检出率

按照评估报告第一部分的调查结果（见表 5 - 8 - 2），项目终期，项目县儿童屈光不正检出率（裸眼视力）为 27.4%，同期非项目县儿童屈光不正检出率为 34.3%，二者相差 6.9% 个百分点。将相关数字代入公式 3，计算得到项目县儿童屈光不正降低概率，以裸眼视力屈光不正计算：

$$\Delta R = 34.3\% - 27.4\%$$

$$= 6.9\%$$

CHEER 项目因降低儿童屈光不正患病率，节约验光配镜费用作为直接经济收益，计算方法为：

$$\overline{P} = F \times \Delta R / \overline{x} \qquad\qquad 公式 4$$

$\overline{P}$：表示 CHEER 项目因节约验光配镜费用产生的经济收益。

F：表示家长报告用于儿童屈光不正矫正、治疗费用的平均值

ΔR：CHEER 项目县儿童屈光不正患病率降低程度

$\overline{x}$：表示平均每名儿童眼健康筛查费用

被调查对象平均年龄 11 岁，用于屈光不正的矫正治疗费用平均为 1024 元/人，中位数和众数均为 1000 元/人。此处 F 值以 1000 元计算。

ΔR 以 7% 估计，$\bar{x}$ 以 1.8—2.12 元/人估计，将相关数据代入公式 4：

$$\bar{P} = 1000 \text{元/人} \times 7\% / 1.8 \text{元/人} - 1000 \text{元/人} \times 7\% / 2.12 \text{元/人}$$
$$= 38.9 - 33.0 \text{元}$$

对眼健康筛查和眼健康教育方面每投入 1 元，因儿童屈光不正患病率减少所产生的直接经济收益为 38.9—33.0 元。项目的投入产出经济效益评价为 1∶38.9—1∶33.0，具有极好的眼科公共卫生投入产出效果。

如果按照 15 个项目县 70 万儿童估计的话，项目因预防儿童屈光不正降低的直接经济负担约为 4900 万元人民币，按照 1 美元 = 6.8 元人民币计算，CHEER 项目因减少儿童屈光不正的经济负担，带来直接社会经济效益约为 720.6 万美元。

四、儿童眼健康服务的经济性评价讨论与结论

（一）CHEER 项目改善儿童眼健康服务的经济性评价难点

CHEER 项目改善儿童眼健康服务的经济性评价，难点在于准确界定项目的投入与产出，及其评价指标体系和相关数据的获取问题。

对于 CHEER 项目来讲，实施周期长、设计的内容丰富、资金投入大、设计范围十分广泛，目标界定多元化。一些投入产出指标的选取、界定和数据获取存在较多困难。

（二）CHEER 项目投入产出指标的选取

本次研究将 CHEER 项目对儿童眼健康筛查费用作为投入指标、项目县儿童屈光不正检出率与非项目县之间的差异，以及因屈光不正患病率降低而减少的验光配镜费用作为产出，进行经济学评价。主要原因如下：项目实施 5 年，比较项目县与非项目县儿童屈光不正检出率和服务利用率有统计学差异，而其他眼部问题没有发现显著性差异。课题组认为，CHEER 项目的儿童眼健康筛查和健康教育对预防儿童屈光不正的发生发挥了重要作用，因此选取上述指标作为 CHEER 项目的关键性投入产出指标进行项目经济学评价。

（三）CHEER 项目对预防儿童屈光不正具有明显的经济性

研究结果表明，完成眼健康筛查，平均每名儿童直接投入成本 2.12 元。

儿童眼健康筛查与预防儿童屈光不正之间的关系：CHEER 项目在完成儿童眼健康筛查的同时，开展全方位的眼健康教育，屈光不正可以通过改变眼保健意识、行为得到有效预防，因此与 CHEER 项目实施存在某种因果关系。

根据研究结果，每投入 1 元用于儿童眼健康筛查、健康教育，可以因减少屈光不正获得的眼健康直接经济收益约为 33.0—38.9 元。

对于投入 625 万美元的 CHEER 项目来讲，单纯因减少儿童屈光不正带来的直接社会经济负担的减少达 720.6 万美元。如果加上生命质量评价和长期潜在收益，该项目的实施产生了巨大的社会价值和经济效益。

（四）结论

CHEER项目通过初级眼保健网络的建立，有效预防并降低了儿童屈光不正的发生率，在投入产出效果评价上具有良好的经济性，在直接经济收益和长期社会收益上价值巨大，值得进一步总结推广项目实施经验。

（五）研究局限性与建议

CHEER项目投入大、产出目标广泛，限于指标和数据获取的限制，本研究主要选取与非项目县比较有显著性差异的投入产出指标进行了定量评价。有些项目投入和产出指标具有难以测量性、潜在长远影响性，难以获得有效评价结果。

建议对CHEER项目在儿童眼病治疗、低视力或残疾儿童生活质量的经济性进行深入研究。

第五节　CHEER项目对卫生保健工作的政策启示

屈光不正等眼部问题是我国儿童青少年重要的眼公共卫生问题。2018年8月2日，教育部和国家卫健委共同起草《综合防控儿童青少年近视实施方案（征求意见稿）》，两部门拟将儿童青少年近视率纳入政府考核指标。中国山西"看得见的希望"项目实施5年来，在儿童眼健康筛查、诊断、治疗和康复中发挥了重要作用，对预防儿童眼部问题，改善儿童眼健康发挥了积极作用。项目实施以来，在以下几方面有重要的政策启示：

一、推动小儿眼保健网络体系建设

儿童眼部问题需要早发现、早诊断、早治疗才能通过眼部问题的干预，取得较好的干预效果，从而实现改善儿童尤其是视力残疾儿童生活质量的最终目标。小儿眼健康问题的复杂性以及对视力残疾儿童的教育干预的专业性，实现上述目标需要严重依赖有效的小儿眼保健网络体系建设。构建融小儿眼健康筛查、眼健康教育、眼病诊断、治疗、转诊、康复以及针对视力或多重残疾儿童特殊教育干预于一体的，综合、连续、经济、可及的小儿眼保健网络体系特别重要。

（一）关于初级儿童眼保健网络体系建设

儿童初级眼保健网络体系，包括两部分内容：一是儿童眼健康筛查，二是针对老师、家长、学生的眼健康教育。儿童初级眼保健网络主要发挥儿童眼健康筛查和眼健康教育的功能，从而可以预防儿童屈光不正，及早发现儿童眼病。

过去的政策措施，缺乏对儿童眼健康筛查人员的培训、缺乏眼科服务专业人员和学校老师、家长之间的沟通协作，缺乏高信息密集度的儿童眼健康教育。CHEER 项目通过培训各级技术人员，培训村筛查人员、乡镇筛查员、学校教师、特殊教育学校的教师，掌握儿童眼部问题筛查的适宜技术，加强了卫生部门与教育、残疾人联合会等部门之间的沟通交流，加强眼科服务人员与学校老师、小儿家长之间的沟通。广泛开展眼健康教育，形成多部门参与的初级儿童眼健康服务网络，对筛查、预防儿童眼健康问题有非常重要的作用。

（二）关于县、市和省级眼科服务网络体系建设

县、市和省级眼科服务网络，主要履行儿童屈光不正的科学矫正、小儿眼病的早诊断、早治疗，以及无法治愈的儿童视力残疾的康复、教育工作。这对改善眼部问题儿童生活质量、增加视力或多重残疾儿童接受教育的机会，改善其生命质量有重要影响。

CHEER 项目通过培训各级医院医务人员、配备各级医院开展工作所需要的必要设备，提升各级医院眼科服务提供能力。

在县级医院，眼科服务资源普遍比较薄弱，无法满足当地儿童的视光服务需要，CHEER 项目实施时，重点加强县级医院眼科的视光服务能力建设。加强儿童眼病的转诊和信息系统建设，建立低视力门诊服务，提供低视力康复训练。

在市级医院，重点加强儿童简单眼病的诊断、治疗能力，培训小儿麻醉师，加强儿童简单斜视手术能力。

在省级医院，重点加强儿童疑难眼病的诊断和治疗能力，并对县级医院筛查、转诊来的复杂儿童眼病实施治疗。

二、提高儿童眼健康服务提供的经济性和服务利用的可及性

（一）小儿眼健康服务网络建设的经济、有效性

CHEER 项目并没有重新建立一套独立的庞大工作网络，而是借助卫生、教育和残联部门的现有工作网络，建立卫生、教育和残联部门、人员之间的沟通与交流工作机制，采取医教协同的方式，提高了小儿初级眼保健服务提供的经济性。通过对现有各部门工作人员的培训，增强服务技能，为医院配备项目开展所需的必要设备，以经济、节约、高效的方式解决了儿童眼健康服务提供模式。每名儿童筛查成本约为2.12 元，每增加 1 元的眼健康筛查与健康教育，可减少因屈光不正导致的直接经济损失约 38.9 元。

项目要求，CHEER 项目结束时，项目县医院可以将部分视光服务收入用于支持儿童眼健康问题筛查活动。经过调查发现，约 90% 的医院都建立了这一机制。

（二）提高儿童眼健康服务利用的可及性

在山西贫困地区，仍然存在因经济因素制约了儿童视光服务利用现象。CHEER 项目为了提高儿童眼健康服务利用的经济可及性，采取了以下几方面的措施值得参考：一是为儿童提供免费眼健康筛查；二是为贫困儿童提供手术补助、免费眼镜；三是与医疗保险管理部门沟通，将儿童斜视手术纳入基本医疗保险报销范围，改变过去儿童斜视

手术不能报销的政策规定。

建立转诊系统和信息系统，将筛查出来有眼部问题的儿童进行信息标志，老师和乡村信息员会及时与家长沟通，并发放有唯一识别码的转诊卡，有效转诊到高质量眼科服务机构，对提高儿童眼健康服务利用的可及性有重要意义。但是，实际工作中存在信息不连续的问题，导致项目对改善儿童眼科服务利用可及性的估计不足。需要进一步研究其中的社会文化背景等方面的影响。

三、改善儿童特别是视力或多重残疾儿童受教育的机会

CHEER 项目针对视力残疾或多重残疾儿童开展低视力康复，为推动视力或多重残疾儿童接受特殊教育或全纳教育提供支持。这方面，山西 CHEER 项目已经走在全国残疾儿童教育的前列。

首先，CHEER 项目在一些县医院建立了低视力门诊，为视力残疾儿童尽可能有效利用残余视力进行学习提供帮助；其次对特教老师开展培训，让老师理解视力或多重残疾儿童的生理特点、特殊教育先进理念，做到医教融合，为更好地实施视力或多重残疾儿童的教育提供知识与技术的帮助；最后鼓励特教老师对无法进入学校学习的残疾儿童进行送教上门，增加视力或多重残疾儿童受教育的机会，保障其受教育的权利有重要意义。

通过以上措施，CHEER 项目从儿童眼健康问题筛查到眼病的诊断、治疗、康复和视力或多重残疾儿童接受教育的权利，改善儿童生命质量等诸多环节上形成一套严密的、综合的，连续、经济、可及的

小儿眼保健网络体系，值得许多眼健康政策制定者借鉴。

本章参考文献：

［1］郭冕，田祥，蒋模，李中文，汪利敏．遵义医学院子弟小学150名儿童屈光不正患病率调查及危险因素探讨［J］．心理医生月刊，2012（7）：1-2.

［2］诸晓枫，朱剑锋，邹海东，陆丽娜，赵惠娟，李强强，何鲜桂．2010年上海市宝山区小学生屈光不正和视力损伤的患病率调查［J］．中华实验眼科杂志，2014，32（5）：451-456.

［3］Congdon N，Wang Y，Song Y，Choi K，Zhang M，Zhou Z，Xie Z，Li L，Liu X，Sharma A. Visual disability，visual function，and myopia among rural chinese secondary school children：the Xichang Pediatric Refractive Error Study（X-PRES）-report 1［J］. Investigative Ophthalmology & Visual Science，2008，49（7）：28-88.

［4］He M，Huang W，Zheng Y，Huang L，Ellwein L B. Refractive error and visual impairment in school children in rural southern China［J］. Ophthalmology，2007，114（2）：374-382.

［5］陶荣，李一辰，贾朝霞．学龄前儿童弱视的流行病学调查［J］．中国妇幼保健，2017，32（1）：140-142.

［6］付晶．安阳市学龄儿童斜视和弱视的流行病学调查［D］．首都医科大学，2013.

［7］Kehinde A V，Ogwurike S C，Eruchalu U V，Pam V，Samaila E.

School eye health screening in Kaduna – Northern Nigeria ［J］. Nigerian Journal of Surgical Research，2005，7（1）：191 – 194.

［8］赵广英，魏煌忠. 学龄前期儿童视力筛查结果与影响因素的探讨［J］. 中国儿童保健杂志，2013，21（5）：545 – 547.

［9］高桂香，吴茂萍，任雪莲，张燕华，丰珈如. 6 月 ~ 6 岁学龄前儿童视力筛查异常检出率分析［J］. 中国优生与遗传杂志，2013，9）：125 + 132.

［10］赖鹏程，沈朝霞. 10727 例儿童视力筛查结果分析［J］. 中国初级卫生保健，2012，26（11）：71 – 72.

［11］Sun Q，Qin – Lan P U，Zhou Q Y，Wang X J，Wang W，Ophthalmology D O. The application comparison of three kinds of stereopsis inspection methods in preschool children eye health check ［J］. Chinese Journal of Ophthalmology & Otorhinolaryngology，2014.

第六章

"健康驱动型"服务模式转型机制
研究结论与政策建议

第一节　"健康驱动型"服务模式转型机制研究结论

一、社会医疗保险背景下"健康驱动型"服务系统的边界

社会医疗保险背景下社区医疗卫生机构健康驱动型服务模式，是从系统思维的角度思考其运作模式的。因为以健康为中心的服务必然涉及多层次、多部门、多种手段的综合使用。该系统包括以基层医疗卫生机构为核心的医疗卫生保健部门、医学教育部门、社会医疗保险机构、居民和政府。各子系统在健康驱动型服务模式转型中各自发挥着应有的作用。医学教育部门发挥着以健康为中心的服务人才供给作用；医疗卫生保健部门发挥着系统化的健康服务提供作用；社会医疗保险发挥着健康驱动型服务模式转型的经济杠杆激

励作用和多方主体的治理机制的转型作用；政府发挥着政策引导和资金支持的作用。

二、健康驱动型服务模式转型的骨干力量

健康驱动型服务模式转型系统会涉及基层医疗卫生机构中以健康为中心提供服务的骨干力量——全科医生，全科医生组建服务团队，为广大人民群众提供系统化的以健康为中心的服务内容。但是经研究发现，目前我国全科医生数量缺口较大，人才培养面临着一定程度的挑战。课题研究以全科医生岗位胜任力的研究为主要目标之一，构建了全科医生岗位胜任力指标体系。发表论文2篇，2017年，获得第七届钱学森城市学——城市卫生学金奖提名奖。

三、健康驱动型服务模式转型的社会医疗保险治理机制

促进健康驱动型服务模式的转型，离不开社会医疗保险的经济杠杆激励机制和治理模式的转型。社会医疗保险管理模式的转型，即：从传统的管理到社会医疗保险多方利益主体伙伴关系的建立和治理模式的转变。社会医疗保险需要通过建立新的保险管理信息系统，从顶层设计的角度，思考社会医疗保险大数据治理模式的转变。课题研究本着全社会共同参与，将健康融入所有公共政策，本着预防为主，权利与责任相对应的治理原则，思考应该收集哪些信息，才能发挥社会医疗保险在健康驱动型服务模式转型中的经济杠杆调节作用和多元主

体协同协作的治理模式转型。课题研究从医疗保险利益相关者角度建立了社会医疗保险健康驱动型大数据治理模型。

四、健康驱动型服务模式转型的网络化运作机制

首先，项目研究通过社会网络分析方法，探讨医联体对提高基层医疗卫生服务能力的影响，验证了网络化服务模式促进基层医疗卫生机构服务能力方面的作用。

其次，以中国山西"看得见的希望"项目为例，在深入了解项目设计的基础上，通过研究发现，该项目围绕项目县儿童眼健康服务，构建了两个服务网络，一是医疗与教育部门合作，以县医院为龙头，构建了儿童眼健康服务的初级眼健康服务网络，通过发挥教师和乡村筛查员在疑似儿童眼病筛查中的作用，将眼健康教育、眼保健操措施贯彻到儿童和家长的日常行为生活方式当中，发挥预防眼部问题的作用，尤其是对预防儿童屈光不正发挥了显著的效果。二是该项目构建了另外一个眼健康医疗服务网络，由县—市—省级医院眼科/眼科医院，协同提供眼部问题的诊断、治疗和转诊服务，对难以治愈的视力残疾儿童进行康复，从而提高儿童的眼健康水平和儿童的生命质量。

该研究从实证角度进一步验证了网络化运作机制对健康驱动型服务模式转型的促进作用。

第二节 "健康驱动型"服务模式转型机制政策建议

在国家全科医生制度、全科医生签约服务、全科医生激励机制，以及医疗联合体建设的相关政策影响下，积极推动以健康为中心的服务模式的转型，是未来我国卫生事业发展的必经之路。其中，社会医疗保险管理机构，需要利用大数据发挥健康驱动型服务模式转型的监测、管理、评价作用，利用大数据转变传统的管理模式，在多方利益主体之间建立伙伴合作关系，实现治理模式的转型，这是我国基层医疗卫生机构实现健康驱动型服务模式转型的关键制约环节。

第三节 "健康驱动型"服务模式转型机制研究的
不足之处与展望

为了实现健康驱动型服务模式的转型，尚需要进一步构建一系列的以健康为中心的监测、激励和评价机制。针对不同利益相关团体构建一套细化的激励与约束相容的评级指标体系，在本课程研究中没有详细涉及。下一步应该对这方面的研究进一步深入和细化。

后　记

从"以疾病治疗为中心"向"以健康为中心"的服务模式转型是一项社会系统性工程，需要不同部门的协调配合，需要服务模式和监督管理模式的变革。在社会医疗保障制度全覆盖背景下，需要发挥其支付方式引导和监督管理约束的作用与基层医疗卫生服务机构协同作用，促进"健康驱动型"服务模式的转型。

本书从系统角度切入，以基层医疗卫生机构为核心，研究医疗卫生保健部门、医学教育部门、社会医疗保险机构、居民和政府等各系统在健康驱动型服务模式转型中如何发挥其协同作用机制。希望医学教育部门发挥以健康为中心的服务人才供给作用，医疗卫生保健部门发挥系统化的健康服务提供作用，社会医疗保险发挥健康驱动型服务模式转型的经济杠杆激励作用和多方主体的治理机制的转型，政府发挥着政策引导和资金支持的作用。

基层医疗卫生机构，尤其是在全科医学理论指导下的社区卫生服务机构是健康驱动型服务模式转型的中坚力量，其服务主体——全科医生及其服务团队为广大人民群众提供以健康为中心的服务内容。但是经研究发现，目前我国全科医生数量缺口较大，人才培养面临着一定程度的挑战。本书重点介绍了研究成果：全科医生以健康为中心提供服务岗位胜任力评价指标体系，突出了公共卫生服务能力和人文与管理能力建设内涵，希望对未来全科医生培养和健康服务能力的提升提供借鉴和指导作用。

社会医疗保险作为我国卫生健康资源的重要筹资渠道，以健康为中心的激励机制和治理模式的转型对我国健康中国建设目标的实现具有举足轻重的作用。社会医疗保险管理模式的转型，即：从传统的医保付费管理到社会医疗保险多方利益主体伙伴关系的建立和治理模式的转变。需要依靠大数据治理手段，建立新的管理信息系统，从顶层设计重新思考社会医疗保险大数据构建框架。课题研究本着全社会共同参与，将健康融入所有公共政策，本着预防为主，权利与责任相对应的治理原则，建立了社会医疗保险健康驱动型大数据治理模型，为促进社会医疗保障向健康保障方向的发展和演变提供帮助。

最后，健康驱动型服务模式转型需要全社会参与，在卫生与非卫生部门之间构建健康促进社会网络。首先卫生部门内部建立的医联体或健联体，对提高基层医疗卫生服务能力有重要影响。其次，以中国山西"看得见的希望"项目为例，进一步验证了儿童眼健康服务的初级眼健康服务网络对儿童眼健康的促进作用，从实证角度分析了网络化运作机制对健康驱动型服务模式转型的促进作用。

在国家全科医生制度、全科医生签约服务、全科医生激励机制，以及医疗联合体建设的相关政策影响下，积极推动以健康为中心的服务模式的转型，是未来我国卫生事业发展的必经之路。其中，社会医疗保险管理机构需要利用大数据进行健康驱动型服务模式转型的监测、管理、评价作用，利用大数据转变传统的管理模式，在多方利益主体之间建立伙伴合作关系，实现治理模式的转型，是我国基层医疗卫生机构实现健康驱动型服务模式转型的关键环节。

　　本书在健康中国建设目标引领下，对一些问题进行了粗浅的研究和思考，希望对未来更深入的研究起到抛砖引玉的作用。感谢研究团队的艰辛付出，希望各位同人多提宝贵意见！